新装版

免疫力をあなどるな!

健康な身体は「ボス細胞」でつくられる

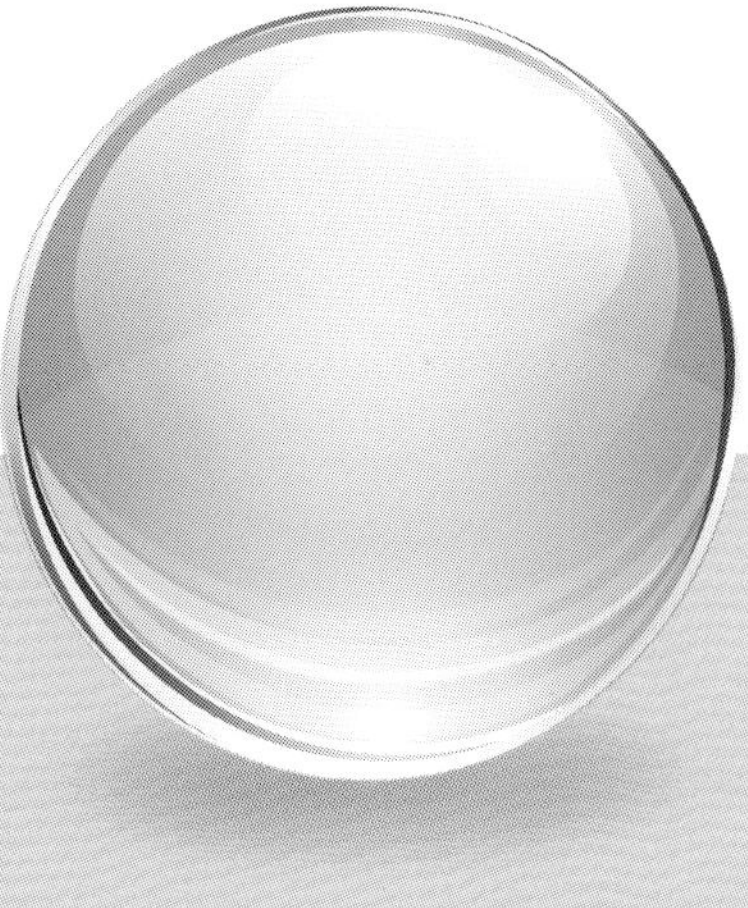

医師
矢﨑雄一郎
Yuichiro Yazaki

サンマーク出版

はじめに

健康にとって最も大切なものは何か？

そう聞かれたら、私は医師としての立場から、そして医療の最先端に身を置く研究者としての立場から、自信を持って「免疫力」だと答えます。

私だけではありません。

医療に携わる人、特にがんに携わる人であれば、ほとんどの人が免疫力の重要性を口にするのではないかと思います。また、新型コロナウイルスやインフルエンザなどの感染症から身を守る術《すべ》も、すべてこの免疫力にかかっていると言っていいでしょう。

私は「一人でも多くの患者を救いたい」という想いから外科医を辞め、今では最先端医療のひとつ、「免疫細胞治療」の開発に日々明け暮れています。**樹状細胞ワクチン「バクセル」の開発は幸運なことに注目を浴び、国内医療機関設備導入実績Ｎｏ．１、国内治療実績Ｎｏ．１、世界のがん抗原ランキングＮｏ．１など輝かしい成果にめぐ**

まれました。

日々の体調から病気の治療まで、私たちが健康になるために最適な方法を、それこそ毎日のように考えてきました。

そこで出したひとつの答えが、「免疫力」です。しかし、残念ながら「免疫力」の重要性はあまり一般の人々に認知されていません。

私自身、これまで健康に悩むたくさんの人と出会ってきました。その方々はちゃんと病気の予防をしたり、健康を維持するためのトレーニングをしたりしているにもかかわらず、なぜか効き目なく、健康を実感できていないのです。

——なぜ、病気になってしまうのでしょうか？

——なぜ、健康にも気をつけて、トレーニングもしているのに、健康な身体になれないのでしょうか？

その理由はかんたんです。

誤解を恐れずにいうと、免疫力を「あなどって」いるからです。

少々強い言い方をしてしまいましたが、ほとんどの人が免疫力という「身体の基本」を、ふだんの生活で意識していないことはたしかだと思います。もっと免疫力の重要性に気づいてほしい、その想いからあえて「あなどってはいけない！」と言いたいのです。

私たちの身体には、生まれながらに健康を維持するための機能が備わっています。それが「免疫」です。

免疫が機能しないと、私たちは健康に生きていけません。

免疫は体内に侵入してくるウイルスや細菌など、さまざまな「外敵」から私たちを守る働きをしています。このウイルスや細菌の侵入を許すことで、私たちは風邪を引き、病気になります。**感染症にもかかり、重症化して命を落とすことさえあります。**

「風邪は万病のもと」とは昔から言われていることですが、これは「風邪」が万病を引き起こす恐ろしいもの、という意味だけではなく、**風邪を引くほど免疫力が低下しているということは、もっと恐ろしい病気にもかかりやすくなっている、**という意味でもあるのです。病気になったあとも、免疫力が低ければ外敵をなかなか排除できず、回復に時間がかかります。

免疫力とは身体が本来持っている、病気にならないための「予防する力」であり、身体が病気になったときに健康を取り戻す「回復する力」でもあるのです。

そんな免疫力ですが、残念ながらその力はずっと一定ではありません。年齢を重ねるごとに、少しずつですが免疫力は弱くなっていきます。

しかし一方で、免疫力が優れているところは、免疫力を上げようと思ったらかんたんに上げられる、という点でもあります。 放っておくと次第に低下しますが、高めようと思ったら何歳からでも高められるので、いつはじめたとしても決して遅いということはありません。

この免疫の重要性を知ることなく、意識せずに過ごした人が健康を損ない、がんばっているのになぜか効き目なく、やがて病気になる人だといえるのです。

――とはいえそれは、知らなくて当たり前のことです。

なぜなら、私たちは免疫力の大切さについて学ぶ機会もなければ、どれほど大切か教わる機会もないからです。病院に行ったとしても、症状に対して治療する「対症療法」が施されるばかりで、免疫力を高めるための方法やトレーニングを学ぶことはありません。

だから私たちは免疫の重要性を意識せず、「あなどって」しまうのです。

じつはもうひとつ、免疫を「あなどって」しまう理由があります。

それは、免疫力について、これまでの研究ではどのように健康に影響を与えているのか、正確なメカニズムがわかっていなかった、ということです。

だから、免疫力の大切さはわかっていても、それを私たちの生活習慣にどのように応用できるのか、はっきりと議論できませんでした。

しかし近年のバイオテクノロジーの躍進と開発により、免疫力を高めるためのポイントは、たったひとつの「ある細胞」にあることがわかりました。この細胞が免疫機能をつかさどっており、この細胞を活性化させるだけで、じつは免疫力を大きく高めることができるのです。


私たちの健康の要《かなめ》ともいえる細胞――その名前は、「ボス細胞」です。

正式には「樹状細胞」と呼ばれる細胞ですが、免疫機能をあやつる「司令官（ボス）」

のような細胞であることから、私は「ボス細胞」と呼んでいます。

ボス細胞の発見は本当に大きな発見でした。

この細胞の働き次第で、私たちの免疫機能は低くも高くもなる――。**この事実は、私たちが「細胞レベル」で健康になることができる、ということを示しているのです。**

これまでの健康法の多くは、私たちの免疫細胞が活性化しやすいような「環境」を生み出すものであり、細胞レベルで免疫機能を強化し、健康体にしてくれるようなものではありませんでした。

だから、効き目を感じられないこともあったのでしょう。

病気を予防し、健康になるためには、ボス細胞の働きが低下するのを防ぎ、かつ、機能を高めるための生活習慣を取り入れることが重要です。

とはいえ、難しいことは必要なく、ボス細胞を活性化する方法はたったの三つです。

①「ボス細胞」を活性化させる食事を摂る
②運動は「汗をかく前」にやめる
③「ストレスフリー」な環境を整える

この三つを意識するだけで免疫力は上がります。ひと言でいえば、「食事メイン、運動サブ」の生活を送り、ストレスを取り除くこと。

私たちの健康をつかさどるボス細胞といえども、ひとつの細胞ですから、「食事」によってつくられています。骨の成長にはカルシウムが必要なように、ボス細胞をつくり、元気にさせる栄養や食事というのが明確に存在します。

その食事をしっかり摂って、自分に適した運動習慣を整える。

そして細胞をつくりながら、身体を「ストレスフリー」の状態にして、加齢に伴う細胞の老化を防いでいくことです。

英語でも基本の文法をおろそかにすると、正しい英語の読み書きはできません。スポーツでも基礎体力がないとハイレベルなパフォーマンスは期待できません。

健康もそれと同じです。免疫という基本を大切にしない限り、決して高いレベルで健康になることはありません。

しかし、ひとたび免疫力の大切さに気づき、ボス細胞を活性化する生活習慣に変えることができれば、身体はみるみる強くなっていきます。

それこそが私たちが「細胞レベル」で健康を手に入れる最もシンプルで、最も確実な方法です。

「健康」は、「健康な身体」なくして得られません。

「健康な身体」は、「免疫力」なくしてありえません。

——そして「免疫力」は「ボス細胞」なくしてありえない。

健康へとつながる、最も確実な道をしっかりと歩んでください。

それこそが長く太く生きていく最大の秘訣《ひけつ》です。本書を通じて、ボス細胞を活性化する生活習慣が身につき、一人でも多くの人の免疫力が活性化することを、切に願ってやみません。

その先には悩みのない、今以上に楽しく輝ける人生が待っていることを、医師であり免疫のプロフェッショナルである私が、ここに固くお約束いたします。

新装版　免疫力をあなどるな！　目次

第1章　健康になる人とならない人の秘密

第2章　免疫力を決定づける「要素」とは？

第3章　免疫力は「ボス細胞」のコントロールで決まる！

第4章　免疫力が高まる生活習慣

装丁――――重原隆
プロフィール写真――――tama
本文DTP――――アートマン
編集協力――――コンセプト21
編集――――綿谷翔（こはく社）

第1章

健康になる人とならない人の秘密

私たちは生まれつき、「身体を守る機能」を持っている

昔から「風邪は万病のもと」といいます。

これは風邪のような些細《ささい》な病もこじらせてしまうと、さまざまな病気に転じかねないので、甘く見てはいけないという先人の教えです。ほとんどの人は風邪を引いたら、病院で処方された薬か、あるいはドラッグストアで購入した風邪薬を飲んで治そうとします。

しかし、本当はそれらの薬で風邪を根本的に治すことはできません。じつは、インフルエンザを除き、一般的な風邪を治す特効薬というものはこの世に存在しないからです。

一部を除き、ほとんどの風邪は細菌ではなくウイルスによって引き起こされる感染症です。多くの人が、これさえ飲めば風邪が治ると信じている抗菌剤は、細菌の二次感染に対しては効果があるのですが、ウイルスにはまったく効き目がありません。

また、市販されている総合感冒薬は、あくまで咳《せき》やくしゃみ、鼻水、のどの痛み、頭痛といった風邪の諸症状を緩和する目的でさまざまな成分を複合した医薬品であり、決して風邪そのものを治す薬ではないのです。

また、風邪で熱が出ると処方される解熱剤にも、風邪そのものを治す効果はありません。これはあくまでも、高熱によって極端に体力が奪われてしまい、食事や水分補給もままならない、あるいは十分な睡眠がとれないといった場合に使うべきものです。

風邪のときに熱が出るのは、身体がウイルスと闘っている証《あかし》です。ウイルスを殺すリンパ球の力は平熱よりも高い体温でパワーアップします。私たちが生まれながらに持っている「ウイルスと闘う力」が、熱を出すことによって強く働きます。

つまり、熱が高くても十分食事や睡眠がとれるのであれば、無理に熱を下げないほうがかえって風邪の治りも早いのです。

では、熱が出るほど悪化する前に、できるだけ早い段階で風邪を治すにはどうすればいいのでしょうか。

私は「風邪の引きはじめの予兆」のようなものに、いち早く気づくことができるように自分自身のバロメーターの感度を高めておくことが大事だと思っています。

私の場合、風邪の引きはじめには必ずといっていいほど「寒気がきそうな予感」がします。おそらく、みなさんもこういった風邪の予兆のようなものを感じた経験があるのではないでしょうか。

「風邪の引きはじめには、なんとなくいつも身体がだるいと感じる」
「のどの奥と鼻の奥の間が痛くなったら、まちがいなく風邪だ」

そんな、みなさんの身体が発する「黄信号」を受け取ったら、できるだけ早めに風邪対策をとりましょう。

私はいつも身体を温め、葛根湯《かっこんとう》を飲むようにしています。もちろん、だるいと感じるのなら十分睡眠をとるようにする。また、のどが痛いと感じるのなら睡眠時にもマスクを着用して、のどの保湿に努めるといったように、それぞれの症状に合った対処をしてもいいでしょう。

また、一般的にいわれる体調不良の「ネガティブサイン」というものが現れたとき

も要注意です。たとえば便秘や下痢《げり》、肌荒れ、口のまわりにできる口唇ヘルペス、口内炎などは身体の抵抗力が落ちているサインです。寝不足や腰痛、肩こりなどの症状がいつもよりも悪化していたら、無理が過ぎて身体に疲れがたまっていると考えていいでしょう。

よほど身体に疲れがたまって体調を崩していない限り、私たちは本来、風邪や病気にならないよう身体を守るシステムを備えています。

そのシステムをちゃんと活用できているか、それとも活用できていないか――。

それが風邪や病気になりやすい人と、そうではない人を明確に分けているのです。

普段から、自分なりの「調子がいい」「調子が悪い」というときの感覚を知って、身体が発するサインをしっかり受け止めることが大事です。それが、風邪を引いても薬に頼る前に悪化させることなく治すコツだと思います。

なぜ優秀な働きマンほど風邪を引くのか？

風邪を引く人も病気になる人も、基本的には同じです。

少々きつい言い方かもしれませんが、ひと言でいうならそれは「身体が弱い人」です。ただし誤解しないでいただきたいのは、それは決して「見た目」の問題ではありません。

たとえば「あの人は細くてやせているから身体が心配」などという言葉を耳にしますが、そういう見た目の人が必ずしも病気になるわけではありませんし、一方で、筋骨隆々の人や元気よく働いている人が、突然病気になることもめずらしくはありません。

むしろ、「優秀な働きマン」ほど病気になる可能性があります。

風邪や病気になる前兆として、一般的にネガティブサインがあることは先ほど触れました。これは言い方を変えると、身体の正常な機能が低下している、ということでもあります。

じつは、私たちの不調は「身体が弱くなったとき」に起こるのではなく、より正確に言うならば『『身体の機能』が低下したとき」に起こるのです。

身体に本来備わっている機能を活用できるかどうか、それが健康になれるかどうかのポイントですが、私たちはそもそもその機能があることを普段意識しておらず、また低下していてもそのサインに気づきません。

そのサインにちゃんと気づきさえすれば、本来病気になることはないような症状でも、見逃してしまうと病気になってしまう。そして実際、多くの人がつい見逃してしまうのです。

しかし、これは決して見逃す人が悪いわけではありません。

最近は特に「一生懸命、仕事をするビジネスマン」が突然病気になるケースが増えてきましたが、それは今の社会では「ネガティブサインに気づく余裕」が持てないからだと思います。

限られた人員のなか、これまで以上に短い時間で仕事の成果を求められるようになっています。そんな状態で、身体のサインに気づくことなど、なかなかできません。

気づいてもそこに気を遣っている時間すらありませんから、つい放置してしまうのです。

元気な人が病気になる原因は、ネガティブサインを見逃すだけではありません。

じつはそれ以上に大きな問題となっているのは、私たちの生活習慣が、どんどん身体の機能を低下させる生活習慣になっているという事実です。

疲れたときほど「逆のこと」をするといい

私は、現代人の健康を妨げている最大の要因は、「〇〇しすぎる」というかたよった生活スタイルそのものにあるのではないかと考えています。**何かひとつのことに熱中する人は、それと逆のことを〝しなさすぎる〟のです。**

「働きすぎ」の人はもっと休まなくてはいけませんし、「頑張りすぎ」の人は、時には肩の力を抜かなくてはいけません。逆に休んでばかりの人は働いたり動いたりしなくてはなりません。

これは健康法でも同じです。

「〇〇を食べれば健康になれる！」

「〇〇をマッサージすれば元気になる！」

「〇〇体操をすれば長生きできる！」

おそらく、みなさんのなかにもこういった健康法を試したことがある方はたくさんいるのではないでしょうか。

しかしこれらの多くは、「対症法」でしかありません。ですから、これを「頑張りすぎ」ると、やはりバランスが崩れてしまいます。

なかにはその対症法をやりすぎて、逆に健康被害を起こしてしまうケースさえあります。

これまでの私たちには自然とできていたはずのことですが、今では多くの人がどちらか一方にかたよってしまい、その結果、「身体のバランス」が崩れてしまっているのです。それが、本来であれば正常に働くはずのさまざまな機能を低下させ、風邪や病気、そして不健康を招くのです。

やはり、**「最適なバランス＝中庸」**が肝心です。

こういうと、ものすごく当たり前で、平凡なことを言っているかのように聞こえるかもしれません。「中庸」というと、まるでいちばん無難な真ん中のところにいる平均的でおもしろくない人のように感じてしまうからです。

しかし、たとえば内臓であれば一か所でも悪くなれば、その臓器の機能を補うためにほかの臓器にも負担がかかり、内臓全体の機能が低下してしまいます。

この例からもわかるように、私たちの身体は心臓なら心臓、肺なら肺、肝臓なら肝臓が独立して機能しているわけではありません。血液が全身をめぐって健康を維持しているように、全体が相互に関係し合って成り立っているのです。

くり返しますが、本来「最高の健康状態」を維持するように身体の機能はバランスを保っています。

その貴重な〝財産〟を、私たちはふだんの生活で無理をしたり、ちょっとまちがったことをしたりすることで、失いつつあるのです。

しかし、私たちの身体のすごいところは、機能が低下したならば、その機能が再び低下しないように元に戻してあげることができる、という点にあります。

さらに、正常な状態に戻したあとも、その機能を「強化」することができる、という点にあります。
つまり、いつでも私たちは弱った身体を元気にし、ふつうの人以上に健康にすることができるということです。

働きすぎたら休む。
頑張りすぎたら肩の力を抜く。

ごくごく単純なことですが、まずは一方にかたよっていると感じたら、必ず「逆のこと」をしてバランスをとることからはじめてほしいと思います。それを意識することができれば、忙しい人でも頑張りすぎる人でも、必ず今よりもずっと健康な身体を手に入れることができるのです。

味噌汁を飲んでいる人ほど元気になる

昔ながらの朝食には、味噌《みそ》汁がつきものです。

「おふくろの味の象徴」ともいわれる味噌汁が、庶民の食卓に登場したのは室町時代といわれています。江戸時代にはお武家さまから一般庶民まで、誰もが食事のときに味噌汁を飲むようになりました。

もともと味噌は保存食としての役割があったため、つまんで食すのが一般的だったのですが、味噌汁の普及により「調味料」として定着しました。

現在でも、日本の食卓には欠かせない味噌汁ですが、最近では食卓の洋食化が進んだせいか、朝のトーストとコーヒーにはじまり、昼も夜も洋食や中華で済ませてしまって、丸一日味噌汁を飲まなかった、などという人も多いかと思います。

それでも、海外旅行へ出かけたりすると無性に味噌汁が飲みたくなるのは、やはり味噌汁が日本人にとってのソウルフードだからでしょう。

本来、日本の食卓に欠かせない味噌汁ですが、じつはこの味噌汁を飲んでいる人ほど身体は健康になることがわかってきました。

味噌汁だけではありません。

昔ながらの日本の朝ごはんは、とても健康にいいものだということが最近になって見直されています。それは、日本の食卓には味噌汁をはじめ、ぬか漬け、浅漬け、納豆など、多くの発酵食品が登場するからです。

このような発酵食品は日本食に限られたものではなく、キムチやヨーグルト、チーズやピクルスなど世界中の国々で見られ、いずれも健康食として大切に受け継がれてきました。

発酵食品は主に微生物などの力を借りて、食材を発酵させて作ります。今でこそ発酵が微生物の力だと解明されていますが、微生物の存在すら知られていなかった昔から世界中で発酵食品が作られていたのですから、先人の知恵というものには本当に感服させられます。

じつは、この発酵食品を作るのに欠かせない「微生物」こそ、私たちの健康を促進してくれる〝正体〟なのです。

こうした微生物は加熱により死んでしまったり、口に入ってから胃で消化されて死んでしまったりする場合が非常に多いのですが、なかには納豆菌のように熱や胃酸にも強く、生きたまま腸まで届くものもあります。

味噌汁を調理する際に、**味噌を入れてからは沸騰させない、あるいは一度沸騰させてから火を止め、少し温度が下がった段階で味噌を溶き入れる**といった調理法が伝わっているのも、単に味噌の香りや風味を飛ばさないということだけではなく、できるだけこれらの微生物を殺さないようにするという狙《ねら》いがあるのかもしれません。

さらに、たとえ熱や胃酸によって死んでしまったとしても、身体にいい影響を与えてくれるというのが、この微生物のすごいところといえます。もちろん生きたまま腸まで届いてくれればより効果的なのですが、死んでもなお、私たちの身体を健康にしてくれるのです。

この微生物に秘められた力には本当に驚かされます。

だからといって、味噌汁を飲めば飲むほどいいかというと、そうではないので気をつけてほしいと思います。塩分の摂りすぎは生活習慣病を招きます。一日一〇グラムの塩分がいいとされていますが、ふつうの味噌汁であればおよそ二グラムの塩分が含まれています。

ですから、味噌汁はなるべく減塩味噌で作り、一日一杯だけにしましょう。

とはいえ、味噌汁には豆腐やワカメ、野菜など、身体にいい具材を一緒に摂れるという大きな利点があることに変わりはありません。微生物の恩恵を受けるためにも、野菜や豆腐を継続して摂取するためにも、味噌汁は毎日飲んだほうがいいのです。

大切な人をがんで亡くして気づいた〝外科医の限界〟

私は大学生の頃、立てつづけに母方の叔父と叔母を胆管がん、スキルス胃がんで亡くしました。母方の親戚《しんせき》はよく集まっていましたし、二人とも幼い頃から私をかわいがってくれました。子どもの頃はとにかく、外でよく遊べ、たくさん遊べと言ってくれたものです。

叔父は「日々是好日」という禅の言葉が好きで、色紙に書いてもらったこともあります。これは「どんな日でもその日が最高にすばらしい一日であり、かけがえのない大切な一日だ」という意味ですが、叔父のポジティブな人柄を的確に表しているのではないかと思います。とても尊敬できる人でした。

二人ともがんが見つかったときはまだ四十代――。

外科治療をはじめ、抗がん剤など、さまざまな治療を受けましたが、どちらも非常に進行の速いがんです。副作用に苦しみ、闘病の甲斐なく、五〇歳前後の若さでなくなりました。

大切な人のがんによる死――。

そのつらい体験が当時医学部の学生だった私に、外科医をめざす決心を固めさせました。やはり外科こそ、がん患者の苦しみを減らすことができると思いましたし、死生観を含めて、最終的に人の生死に向き合う仕事に就きたいと思ったのです。

外科医として働きはじめた頃は、とにかく多忙を極め、ほとんど休みもありません。夜中の二時にポケベルが鳴るような日々でしたが、それでも苦にはなりませんでした。

やはり人の命を助ける仕事というのは、一つひとつの仕事において、とても大きな達成感を得ることができるからです。力になれた患者さんやご家族から感謝されたときは、何よりもうれしく感じたものです。

しかし、仕事にやりがいを覚える一方で、次第に自分にできることに限界も感じるようになっていきました。末期がんの患者さんが治療の甲斐もなく亡くなっていくのを見ると、どうしても叔父や叔母の姿と重なってくるのです。

外科医として自分が助けられる命には限界がある――。

そんな想いが強くなり、将来について悩んでいた頃、バイオテクノロジーの革命が起こりつつあるというニュースを耳にしました。欧米ではバイオベンチャー企業が新薬の開発や新たな治療技術において研究開発の主力となっているというのです。

「自分の手で、バイオテクノロジーの力で最新のがん治療技術を生み出して世の中に普及させ、医療に貢献したい！」

ニュースをきっかけに、そう考えるようになった私は、何も確たるものがないまま外科医を辞めました。私の頭の中にあったのは「バイオベンチャーを起業して、より多くの患者を救いたい」という決心だけだったのです。

その後、紆余曲折《うよきょくせつ》ありましたが、現在の会社を起ち上げ、医師によるバイオベンチャーとしてはきわめて異例の早さでJASDAQ《ジャスダック》上場も果たしています。「がんワクチン」の研究開発を着実に進めることができ、全国各地の病院ですでに一万例を超える症例実績を重ねています。

このワクチンは抗がん剤のような副作用もないことから、苦しませることなくがん患者の病気の進行を劇的に抑えることができますし、まもなく免疫細胞医薬品の第一号として、治験が進んでいます。ようやく「より多くのがん患者を救いたい」という私の想いが現実になろうとしています。

このワクチンに利用されているのが、私たちの誰もが身体の中に持っている〝樹状細胞〟と呼ばれる細胞です。この細胞はワクチンとしてがん治療に役立つだけではありません。

こういった細胞の持つ力は、最近までよくわかっていませんでしたが、バイオテクノロジーの発達や細胞に関する研究が進んだことにより、ようやく詳しくわかるようになってきました。

そんな時代だからこそ、これまでの対症療法的な健康法ではなく、より根本的な細胞レベルで解き明かした健康法を考えるべきだと思うのです。

清潔すぎる人はボロボロの身体になる

巷《ちまた》には抗菌グッズ、除菌グッズがあふれています。

除菌効果の高い洗剤やせっけん、ウェットティッシュ、便座クリーナーなどから、まな板やフキン、テーブル用の除菌スプレーなどキッチン用品まで、じつにさまざまな商品が出回っています。なかにはパソコングッズや文房具など、抗菌の必要性があるのかどうかもよくわからないものまであります。

清潔に気を遣うのはかまいませんが、最近では清潔にこだわりすぎる、いわゆる

「潔癖症」の人が増えているようです。テレビを観ていても、自身の潔癖症をカミングアウトする芸能人がたくさんいるのには本当に驚かされます。


電車のつり革が気持ち悪くて触れない……。

公衆トイレが使えない……。

図書館の本に触れない……。


なかには手をきれいにしたいがために何度も抗菌せっけんで手を洗ったあげく、アルコールスプレーで除菌をする人もいます。

インフルエンザの流行期や夏場の食中毒が気になる時期になると、テレビ番組やコマーシャルでしきりに除菌の大切さを訴えはじめますから、多くの人はそうした情報を耳にすると、必要以上に菌が怖いと思ってしまうのかもしれません。

しかし、実際には衛生環境の整った日本では、そこまで除菌・抗菌に神経質になる必要はどこにもないのです。風邪予防や食中毒の防止のためにも、「適度に」衛生的なのは確かに好ましいことですが、「過度に」除菌・抗菌をすることは身体が維持しているバランスにとって、逆にマイナスでしかありません。

清潔好きの人は「菌＝悪いもの」と考えがちですが、それは大きなまちがいです。よく善玉菌などという言葉を聞くように、人間の身体になくてはならない菌もたくさんあるのです。

人間の身体には**「常在菌」**といわれる微生物がたくさん棲《す》みついています。特にたくさんいるのは腸内ですが、身体の表面の皮膚にも表皮ブドウ球菌をはじめ、約一兆個、一〇種類あまりの常在菌がいます。

これらの常在菌がバランスよく繁殖していることが、肌のバリア機能を維持するためには欠かせません。しかし、前述のように手を洗いすぎて常在菌まで失われてしまうと、肌のバリア機能は壊れてしまい、ひどい手荒れを起こしてしまいます。

薬用せっけんや除菌アルコールの乱用は、肌を清潔にするどころか、荒れた角質層の隙間に悪玉菌を繁殖させることになるため、かえって不潔になってしまうこともあるのです。また最近では、こうした度を越した潔癖が健康にまで害を及ぼしているケースも多く報告されています。

耳にしたことがある人もいるかもしれません。

清潔すぎる環境で育った子どもはアレルギーを起こしやすく、風邪を引きやすい大人になる可能性があります。免疫学では衛生仮説と呼ばれている考えですが、無菌状態に近い環境によって免疫の基礎となる機能を鍛えることができずに、弱体化させてしまうのです。

子どものうちに適度に菌と接触できる環境にあれば、私たちの身体は鍛えられ、自然と抵抗力が身につきます。子どもの頃の衛生環境が適切だったかどうかが、大人になった後の健康にまで大きく影響するのです。

すべての菌を「汚い」「不潔」と排除しようとするのではなく、少しおおらかな気持ちで菌と〝共存〟してみることが最高の健康状態を維持するためには必要なのです。

花粉症は「花粉の量」では発症しない

最近では、花粉が大量に飛散する時期だけ杉の木のない北海道や沖縄に滞在するという、花粉を避けるためのツアー、通称「花粉症疎開ツアー」を売り出す旅行会社も登場して人気を博しているそうです。

それほど多くの人が悩まされ、もはや日本人の国民病ともいわれる「花粉症」――。**正確な患者数ははっきりしていませんが、国民全体のおよそ二五パーセント、つまり四人に一人が花粉症に悩まされているといわれています。**

決して命に関わるような病気ではありませんが、くしゃみや鼻水、鼻づまり、目のかゆみなどの不快な症状が長期間続くとなると、花粉症患者の方にしてみれば大きな問題です。本来なら心弾む季節であるはずの春も、花粉の飛散の時期だと思うと、とても憂鬱《ゆううつ》なシーズンになってしまいます。

「花粉症疎開ツアー」があるとはいえ、ほとんどの患者さんは花粉の時期には外出を控えるため、その経済損失は三〇〇〇億円とも七〇〇〇億円ともいわれています。これだけ数多くの人が悩まされている花粉症ですが、そのメカニズムを正確に理解している人は意外にも多くはありません。

「一定以上の量の花粉を吸った人が花粉症になる」と思っている人が多いようですが、じつはそれは大きな間違いなのです。同じ量の花粉を吸いこんでも、花粉症になる人とならない人が存在します。一概に吸いこんだ量が多いというだけで発症するとはいえません。

みなさんのまわりには、地方にいたときは大丈夫だったのに都会に出てきたとたんに花粉症を患ってしまった、という方が結構いるのではないでしょうか。

もし、吸いこんだ花粉の量だけで発症するのなら、杉の木の少ない都会のほうが、杉の木の多い山間部よりも発症のリスクは少ないはずです。

でも、杉の花粉飛散量が多いといわれる茨城県や群馬県、滋賀県などに住んでいる人が誰しも花粉症になるわけでもありませんし、むしろ現実には都会にいる人のほうが花粉症に苦しめられています。

なぜそのような違いが生まれるのか——。

それは、都会と地方では同じ杉花粉でも、実際には「まったく違う花粉」が飛び交っているからです。

都会で舞っている花粉には、ＰＭ２・５（微小粒子状物質）のような大気汚染物質など、さまざまな化学物質が吸着しているといわれています。私たちの目には見えませんが、都市部の空気は排気ガスによる化学物質で汚れています。

地方の花粉は比較的余分な物質が付着しておらず、きれいな花粉ですが、都会まで飛んでくる間にそれらの物質に汚染されてしまいます。そういった物質と花粉を同時に体内に取りこんでしまうと、花粉症を発症しやすくなってしまうのです。

そのため、山間部や田園地帯に住んでいる人よりも、都市部の幹線道路に近い場所に住んでいる人のほうが、花粉症を引き起こしやすいといわれています。

ちなみに花粉症に「なりやすい体質」というものがあります。そのため、吸いこんだ花粉の量によってのみ発症するかどうかが決まるわけではなく、少ししか吸いこんでいなくても発症する人もいれば、大量に吸いこんでも発症しない人もいるのです。初めから花粉症になりやすいタイプの人が大量に吸いこめば、発症のリスクが高まるのはもちろんです。

花粉症自体は遺伝性の病気ではありませんが、花粉症になりやすい体質は遺伝すると考えられています。ですから、花粉症を引き起こす前に、その体質自体を改善することができれば、花粉症になるリスクを下げることができるのです。

三〇年前の大豆クッキーに秘められた真実

「医食同源」という言葉があります。

これは「日頃からバランスのとれたおいしい食事を摂ることこそ、病気の予防や治療につながる」という考えです。この言葉自体は中国の「薬食同源」思想から着想を得て日本で生まれた造語ですが、今ではその発想の元となった中国に逆輸入され、その考え方が見直されているようです。

この言葉が日本でも一般的に広く知られるようになったのは一九九〇年代頃といわれていますが、なぜか私の場合、物心ついたときにはそれを意識していたわけでもなく、この考えが頭の中に当たり前のようにありました。

その証拠に、大人になった私はほとんど風邪を引いたことがありません。

それは医師であった父の影響が大きかったのではないかと思います。

父は医師でありながら、同時にパン屋をはじめるような、とても奇抜な人物でもありました。

未病《みびょう》（病気ではないが健康でもない状態）や健康に強い関心を抱いていた父の持論は、「食こそ健康の基本」であり、添加物ゼロの健康食品を自ら生み出すことに精を出していました。

自宅に造ったパン工場で、とうもろこしやニンジンなどを原料にした、「コーンステーキパン」という無添加栄養パンを開発。**さらに、そのコーンステーキパンを小学校の給食に導入させたのです。**今思えば、栄養価が高くバランスのとれた無添加の食事こそ、子どもたちの健康に最も必要だと考えていたからでしょう。

無添加の栄養パン以外にも、大豆の栄養価に着目した**「大豆クッキー」**も作っていました。今でこそ、大豆を使ったクッキーやケーキが健康にいいことはよく知られ、店頭でも見かけますが、当時はとてもめずらしいものでした。

あの頃小学生だった私は、コーンステーキパンがあまり好きではありませんでしたが、このの大豆クッキーはときどきおやつにしていたものです。

ほかにも、食に関しては父からいろいろと言われました。

「出された料理に醤油をかけてはダメ！」
「白米よりも玄米ご飯や麦ご飯を食べろ！」
「ソーセージやハムなど、元の食材の形が見えない加工食品は添加物が入っているからあまり食べるな！」

このように、父は常日頃から「食こそ健康の基本」という哲学を私たち三姉弟に刷りこんでいたのです。

今でこそ、私も玄米や麦ご飯を食べることができますが、子どもの頃は大きらいでした。

「友だちのうちに遊びに行くと、真っ白くてきれいなご飯が食べられるのに、なぜ自分の家では横に一本線が入った麦ご飯や硬くて臭い玄米しか食べさせてもらえないんだろう……」

いつも、そんなふうに不満に感じていたものです。子どもの頃の私にとっては、こうした健康的な食卓は、まるで修行のように思えたのです。

しかし今思うと、私が風邪を引かないのは、子どもの頃に経験した習慣のおかげです。それは幼い頃から医食同源という考え方の影響を受け、知らず知らずそれを習慣化してきたことと無関係ではないと思います。

子どもの頃の家庭環境や食生活は、私たちの健康にも大きな影響を及ぼします。

小学生だった当時はうらめしく思っていた父の教えも、今になってみれば感謝するばかりです。

「健康」をめざすより「健康体」をめざしなさい

「私は健康そのものです！」

そんなふうにきっぱりと宣言できるほど、自分の健康に自信を持っている人は、さほど多くはいないと思います。

二〇一四年一月に大阪市が発表した「からだの健康づくりのための指針」によると、定期健康診断の結果、「所見あり」とされた大阪市の職員の割合は、全職員の約七割を占めていたそうです。特に四〇代以降はその割合が増加し、コレステロールや血糖値、肝機能、血圧に問題を抱えている人も多くなっています。

また、健康診断で問題ない場合でも、疲れやすい、風邪を引きやすいといった健康上の悩みを持っている人もいるはずです。そんな現状においては、自分の健康に自信が持てない人が多いのも無理はないのかもしれません。

――そもそも、「健康な人」とはどんな方でしょうか。

たとえ病気を発症していなくても、常に体調不良を訴えているような人はとても健康とはいえません。また、筋骨隆々の立派な体格を誇る人、フルマラソンを走るほど体力がある人でも、すぐに風邪を引いてしまうようでは本当の意味で健康とはいえないはずです。

私はどんなに忙しくても生き生きと最高のパフォーマンスを発揮できる「総合的に

すこやかな身体＝健康体」を持っている人こそ、真に健康な人ではないかと考えています。

いつも忙しいはずなのに、疲れた様子もなく風邪ひとつ引かない人。

パワーに満ちあふれた元気いっぱいの人。

興味深いのは、必ずしもそういう人が体格に恵まれているとは限らないということです。冒頭でも触れましたが、筋骨隆々でも不健康な人がいるように、細身で小柄な人やぽっちゃり体型の人にも丈夫で健康な人はいます。健康は見た目だけではわからないものなのです。

私は筋肉を鍛えたり、さまざまな健康法で身体の一部をケアしたりしている人のなかには、部分的、あるいは一時的な「健康」を手にしただけの人もいると考えています。

たとえば、筋トレをすれば筋力は強くなるけれど、身体そのものが丈夫になるわけではありません。マッサージをして血流をよくしても、それは一時的に老廃物が排除されただけで、本質的、根本的な解決策にはなっていないのです。

つまり、これらの対症療法は一時的な「健康」にプラスであるという意味では有効かもしれませんが、**機能全体を底上げし、長く幸せに生きていくための「健康体」をつくるということにはまったく直結していません。**

体格に恵まれていなくても丈夫な人は、必ず全体的に機能が高い「健康体」を持っています。**だから、「身体の機能低下」による風邪や病気の前兆を引き起こすことがなく、いつまでも健康でいられるわけです。**

では、一時的に「健康」な人と身体のすべてがすこやかな「健康体」の人との違いは、いったいどこにあるのでしょうか。

その答えは、私たちが本来生まれながらに持っている、風邪や病気から身を守る機能を活用できているかいないかにある、そうお話ししました。

ではその機能とは具体的にどんなものなのか、話を進めていきたいと思います。

「免疫力」こそ健康の大黒柱と心得よ

私たちの健康の要《かなめ》となるもの――それは「免疫力」です。健康体というのは「免疫力が高い」ということにほかなりません。

健康になる人は高い免疫力を維持しているからこそ、風邪も引かず、疲れもためず、常に最良のコンディションを保っていられるのです。

「免疫」とは、ひと言でいえば「私たちが生きていくうえで病気にならないように、自己と非自己（外敵）を見分けて、非自己を排除する機能」のこと。**つまり、ウイルスや細菌、あるいはがん化した細胞といった「外敵」を攻撃して、私たちの身体を病から守ってくれる大切な機能なのです。**

私たちが生まれながらに「身を守る」ために備えている防御機能で、機能が低下するとウイルスや細菌などが体内に侵入し、また増殖して風邪や病気の症状を生み出します。

本章で、これまで述べてきたさまざまな事例は、じつはすべて免疫と関わっています。

行き過ぎた清潔は外敵と闘う免疫力の低下を招きますし、花粉症の発生にも関わってきます。詳しくは後ほど述べますが、父によって身についた習慣も、免疫と深く関わっています。

免疫力が低下しないようにすることが、そもそも病気にならない、病気に負けない最大の秘訣《ひけつ》なのです。

「免疫力」という言葉だけなら、一度くらいは耳にしたことがあると思います。

しかし、免疫力は大切だとなんとなくわかっていたとしても、「免疫」を本当に重要なものと考えて、「免疫中心」の生活を送っている人はほとんどいないのが現状です。

しかし、私たちの健康にとって、免疫力は決してあなどってはいけない存在です。

この免疫という身体の機能は、最適なバランスを保てるかどうかがとても重要になります。

免疫というと、みなさんは「自分の身体を守ってくれるいいもの」だと思われるかもしれません。たしかに、そのとおりなのですが、それはあくまで免疫のひとつの側面でしかないのです。

ウイルスやがん化した細胞をやっつけてくれるのも免疫の大切な働きですが、花粉症やアトピーのようなアレルギーとかリウマチなどの自己免疫疾患も、免疫のバランスが崩れたことにより、その働きが悪いほうに出てしまった結果であり、風邪を防ぐのもアレルギーを発症させるのも、免疫の働きによるもの。

ですから、免疫は病気にならないために機能が低下しないよう注意するとともに、免疫を活性化させることによって「効率よく作動させる」ことも重要になってくるのです。

最適なバランスを保てるかどうかで免疫はよくも悪くもなります。だからこそ、**免疫は決してあなどったり軽視したりできるものではなく、むしろ「最重要視」すべきものといえるのです。**

まとめると、健康になるために気をつけるべき「免疫」において、必要なポイントはたったのふたつです。
①免疫の機能低下を防ぐことで、細菌やウイルスといった外敵から身を守ること

②免疫機能を向上させることで、免疫の作動効率を高めること

このふたつのアプローチから私たちの免疫システムを整えてあげれば、必ず健康体になります。

免疫システムのバランスをうまく保つには、その人その人の「リラックス状況の最適化」を図ることが必要です。そのためには自律神経や食生活、生活習慣、衛生環境など、すべてにおいても最適なバランスをとらなくてはなりません。どちらか一方に傾いたら、負担が大きくなりますので、元に戻す必要があるのです。

だからこそ、私たちは「中庸」をめざすべきです。

私は元・外科医ですから西洋医学が専門でしたが、細胞レベルで免疫というものを突き詰めて考えていくと、東洋医学的な考え方が見えてくることに気づきました。免疫をうまく機能させて健康体になるには、その人にとってのリラックス状況の最適化が必要です。それは「陰陽・虚実・表裏・寒熱」といった東洋医学の概念を科学の視点で裏づけるのと同じことなのではないでしょうか。

東洋医学でいう「中庸」をめざすことと、西洋医学でいう「自律神経のバランスと免疫機能のバランス」をとることは、どちらも同じこと。自分にとっての「リラックス状態の最適化」を図るということにつながっているのです。

「リラックス状態の最適化」さえ実現できれば、私たちの身体の免疫力はうまく機能するようになり、健康体を手に入れることができます。

そうすることにより、たとえ免疫システムが崩れていたとしても、免疫機能が低下しないようにアプローチすることで回復し、さらに免疫機能を「強化」すればいつでも健康になることができるのです。

第2章

免疫力を決定づける「要素」とは？

私たちは生まれつき「軍隊」を持っている

成人男性にとって、気をつけるべき恐ろしい病気があります。

子どもに多い病気なので、みなさんも子どもの頃にかかったことがあるかもしれません。むしろ、子どものときにかかったほうがいいとされている病気、といったほうがわかりやすいかもしれません。

それは「おたふく風邪」です。なぜなら、成人男性がおたふく風邪を発症すると不妊になる可能性があるからです。

完全に不妊になってしまうことはまれなことですが、恐ろしいことにこの話は本当です。成人男性がおたふく風邪にかかると、一四～三五パーセントの割合で急性睾丸《こうがん》炎という合併症を起こしてしまいます。これは睾丸がまっ赤に腫《は》れ上がり、激しい痛みをともなうこともある病気です。多くの場合は片側だけの炎症で済みますが、まれに両側で炎症が起きてしまうことがあり、そうなると精巣の機能に問題が出て不妊になってしまうこともあるのです。

じつは、人の身体の中には妊娠中の女性の胎盤や胎児、眼球など「免疫力がおよばない場所」がいくつかあり、男性の精巣（睾丸）もそのひとつです。これは人の生殖に関わる胎児や精子などが、免疫細胞に「敵（非自己）」として認識されて攻撃されないようにするための一種の自己防衛システムといえます。

しかし、「免疫力がおよばない場所」であるということは当然、ウイルスを排除する力がないということ。**つまり、一度ウイルスなどに感染してしまうと非常に脆弱《ぜいじゃく》な部分なのです。**

免疫がおよばないのはあくまで身体の一部ですが、もし免疫という機能が私たちに本来備わっておらず、まったく働かなかったら、はたしてどうなってしまうのでしょうか。

想像できないかもしれませんが、じつはそのような過酷な状況で生きている人は実際に存在しているのです。

生まれつき免疫システムがうまく働かない先天性免疫不全症候群の人や、白血病で化学療法を受けて免疫が機能しなくなった人がそうです。そのような特に重症の患者さんは無菌室でしか生きることはできません。免疫がまったく機能しなくなった状態で無菌室の外に出てしまったら、ありとあらゆる感染症にかかってしまうからです。

普通なら接触しても問題のない無害なカビにも感染して肺炎などの感染症を起こし、しかもそれらの病気に対してまったく抵抗することができずにどんどん悪化してしまいます。

人混みや病院など風邪がうつりやすい場所だけではなく、たとえばいちばん落ちつく自分の部屋や、ふつうであれば気持ちがいいと感じる公園に一日いるだけでも命取りになります。 風邪でさえ死に至る恐ろしい病となってしまう。免疫が空っぽになってしまうということは、それだけ恐ろしいことなのです。

じつは、私たちが普段生活している空間には、無菌室とは違って目には見えないたくさんの細菌やウイルス、カビなどの真菌が存在しています。そんな環境でも私たちが元気に過ごしていられるのは、免疫がそれらの外敵と日々闘ってくれているおかげなのです。

免疫というのは、私たちの身体という「城」を守ってくれる「軍隊」のようなものといえます。「白血球」という言葉を聞いたことがあると思いますが、**その白血球こそが、私たちが生まれながらに持っている「軍隊＝免疫細胞」の正体です。**

免疫細胞は血液やリンパ液に乗って全身をめぐりながら、毎日毎日、外敵のウイルスや細菌などを見つけるたびに退治しています。そればかりではなく、がん化した細胞を見つけるといちはやく排除して、がんが大きく育つことがないように未然に防いでくれるのです。

これが、私たちが生まれながらに備えている「最も効果的な健康法＝免疫」であり、「免疫」とはすなわち「免疫細胞の働き」といえるのです。もちろんその効果の裏に、薬やかたよった健康法のような副作用はありません。

私たちの健康を左右する免疫力――この力が強い人こそ、真に健康な人だといったわけがおわかりいただけるのではないでしょうか。しかしながら、まだまだ一般的には重要視されていない免疫力について、本章ではもう少し詳しくお伝えしたいと思います。

侵入を許さぬ連係プレーはこうしてできている

免疫システムを構成し、私たちの健康を左右する免疫細胞が、どのようにして働いているのか、そのメカニズムを少し説明しておきましょう。

免疫細胞とひと言でいっても、じつはいろいろな種類の細胞があり、それぞれの細胞ごとに役割や特徴が異なります。その役割の違いは、属する免疫システムによって変わってくるのですが、大きく捉えると二分することができます。**生まれながらに私たちに備わっている「自然免疫」と、後天的に獲得していく「獲得免疫」のふたつのグループです。**

自然免疫は、いうなれば軍隊における突撃部隊のような存在といえます。常に体内を見まわって、病原体などの「外敵（非自己）＝抗原」を見つけるとすぐに攻撃し、排除する第一部隊です。

この第一部隊はさらに次のふたつの隊で構成されています。

1. 歩兵隊――マクロファージなど
2. 鉄砲隊――NK細胞(ナチュラルキラー細胞)

まず、体内に病原体が入ると、歩兵のような役割を担う「マクロファージ」などの免疫細胞が「外敵」をパクパクと食べてやっつけます。ただ、この歩兵はあまり強くないので、がん細胞など、より強力な敵には歯が立たず、侵入を許してしまうことがあります。

歩兵たちの攻撃をかいくぐって侵入してくる、ウイルスに感染した細胞などを集中的に攻撃するのが、鉄砲隊のように強い殺傷能力を持っている「NK細胞(ナチュラルキラー細胞)」です。

この免疫細胞はがん化した細胞を倒す能力も持っている優秀な兵隊なのですが、デリケートすぎるところが弱点です。環境の変化などのストレスによって、大きく影響を受け、すぐに本来の力を発揮できなくなってしまいます。

ふたつの隊が二段構えで、侵入する外敵にまず突撃していくのです。

この第一部隊だけで外敵を排除できないときに登場するのが、第二部隊である獲得免疫です。第一部隊がふつうの武器で敵を無差別に攻撃するのに対し、第二部隊は敵の情報を記憶し、最も有効な武器で武装化したうえで、その敵に狙《ねら》いを定めて外敵と闘うのです。

外敵を一旦排除すると同時にその敵を記憶し、二度とその外敵の侵入を許さない、攻撃性と**「免疫記憶」**を持った優れた武装集団が第二部隊といえます。

その第二部隊は次のような隊員で構成されています。

1. キラーT細胞
2. B細胞
3. ヘルパーT細胞

攻撃力の異なる「追跡ミサイル」を武器にキラーT細胞とB細胞が活躍します。これらの細胞をヘルパーT細胞が盛り上げ後押しするのです。

がんやウイルスを撃退する頼もしい第二部隊ですが、彼らの連携が悪いと問題が発生します。

免疫のバランスが崩れ、アレルギーや花粉症を引き起こしてしまうのです。

免疫が正しく機能するためには、ヘルパーT細胞のバランスをうまくとらなくてはなりません。**このふたつの部隊のバランスがとれるように働きかけるのは、すべての免疫細胞をコントロールする「司令官役」の細胞です。**

この司令官が各部隊をきちんと指示・統制でき、第一部隊である自然免疫と第二部隊である獲得免疫の連携がうまくいっている状態こそが、本来の免疫機能が高く機能している状態です。

この状態こそ、私たちの健康にとって理想的な状態であり、「免疫力が高い」状態だということなのです。

なぜ、同じ家族でも風邪を引きやすい人、引きにくい人がいるのか？

毎年、冬になると、人混みや満員電車で急にマスク姿の人が目立つようになります。インフルエンザが流行しはじめるからです。

特に、家族に小さなお子さんや高齢の方がいる場合は気が気ではないでしょう。インフルエンザは非常に感染力が高いので、家族の誰かひとりが発症すると次々と一家に感染してしまうリスクがあります。

日本臨床内科医学会の調査によると、**家族にインフルエンザ患者がいた場合、ほかの家族に感染する割合は市中感染の二倍から三倍に高まる**という結果が報告されていますから、いつも以上に用心しなくてはなりません。家族間での感染を防ぐためには、インフルエンザを発症した人をほかの家族と接触させないように隔離する、患者にマスクを着用させるなどの対策が必要になります。

もちろん、直接インフルエンザ患者の看病をしている人は、接触が密になるぶん感染のリスクも高まりますので、より気をつけなければなりません。

ところが、真っ先にうつってもおかしくない、インフルエンザのお子さんを看病しているお母さんが大丈夫なのに、ほとんど接触していないほかのお子さんやお父さんにうつってしまった……というケースも時折みられます。

これはなぜなのでしょうか――？

インフルエンザに限らず、家庭によっては風邪を引きやすい人と引きにくい人、風邪を引いたときに治りやすい人と治りにくい人がいます。

これは、個々の免疫力の差によるものです。

免疫細胞が活性化されていて、強い免疫力を発揮できる人は同じ状況でも風邪を引きにくく、引いても治りやすい。一方、免疫細胞が活性化しておらず、免疫力を十分に発揮できなければ風邪を引きやすくなるし治りにくくなってしまいます。

つまり同じ家族でも、ウイルスを侵入させない力、侵入してきても早く一掃する力が強い人と弱い人がいるということです。

免疫力の差はさまざまな要因が絡みあって生じます。

免疫システムを低下させてしまっていたり、もしくは免疫細胞を活性化できていなかったり、ということが要因です。体質によって風邪を引きやすい人もたしかにいるのですが、その時点での免疫力の違いによって家族といえども個人差が出てきます。

特に免疫システム低下において個人差が生じやすいのが自然免疫です。

一般的には、自然免疫の働きは若い人のほうが活発で加齢とともに低下していくので、まずは年齢によって差が生まれます。

特に「第一部隊の鉄砲隊」ことＮＫ細胞は生活習慣の影響を受けやすく、個人差が顕著です。

非常にデリケートな細胞だと述べましたが、**このＮＫ細胞はストレスや睡眠不足、飲酒・喫煙、食生活の乱れ、運動不足などがみられると、すぐに機能が低下してしまいます。**

その働きは体温にも大きく左右され、平熱が三五度台になってしまうと一気に機能がおとろえます。**具体的には、体温が一度下がれば、免疫力は三〇パーセントも低下するといわれています。**平熱が高い人のほうが健康だといわれるゆえんはそこにあり、だから、睡眠不足だったり、偏食だったり、同じ家族でも普段の生活習慣が異なれば、免疫力の差が開いてしまうのです。

免疫の働きを最高の状態に保つためには、免疫細胞の質と量によって保たれる「バランス」がとても重要です。

そもそも免疫細胞の数自体が少なければ、身体に侵入してきたウイルスなどの外敵と闘える兵隊が少ないわけですから、当然、抵抗力は弱くなってしまいます。

また、敵と闘う武器が棍棒《こんぼう》やナイフなのか、それとも銃やミサイルなのかによって、その部隊の戦闘能力に差が出るように、免疫細胞の機能自体が高いか低いかで全体の免疫力に大きな差が生まれます。

重要なのは、このふたつの条件がバランスよく揃っていることなのです。

歩兵の数ばかり多くても、有効な武器を持った第二部隊が少なかったら効果的に外敵と闘うことはできませんし、逆に乱れた生活習慣によって第一部隊の機能が低下しても満足に闘うことはできません。前述したように第二部隊の連携が悪ければ、アレルギーを発症してしまうこともあります。

同じ家族でも風邪を引いてしまう人は、慢性的に免疫細胞に問題があり、結果として免疫システムの低下を招いている可能性があります。

もし、みなさんのご家族のなかに免疫力の低い方がいるようでしたら、まずは生活習慣を見直すことで免疫システムの機能低下を抑えましょう。

風邪を引きやすいのは細菌やウイルスの侵入を簡単に許している証拠です。つまり自然免疫が本来の機能を果たせていないということです。だからまずは自然免疫の状態を改善するために生活習慣を見直し、自然免疫のバランスを整えることで免疫力を「回復」してほしいと思います。

腸内環境が大事といわれる理由は「七〇パーセント」

人間の身体は約六〇兆個の細胞でできているといわれています。そのうちの約二兆個、重さにするとだいたい一キロ前後が健康をつかさどる免疫細胞です。

約二兆個もある免疫細胞ですが、じつは身体全体にバランスよく分布しているかというと、そうではありません。たくさん存在する場所とそうでない場所が明確に分かれているのです。

では、この免疫細胞はどこにいちばん多く分布しているのか。

ヒントは「人間の身体のなかで最も外来物（抗原）と接触する場所」です。

こう言うと、「外気に直接触れている皮膚」がいちばん抗原にさらされているだろう、と思われがちですが、それは違います。

正解は、私たちの体内にある「腸」です。

私たちの健康を日々維持している免疫細胞は、じつに全体の七〇パーセントもの数が腸に存在しているのです。

そもそも、皮膚の面積と腸の粘膜の面積では広さのスケールが違います。説によって違いはあるものの、人間の身体を覆う皮膚の面積は、成人男性でもせいぜい一・五平方メートルなのに対し、腸管粘膜の面積は約四〇〇平方メートル、なんとテニスコートよりも広いのです。

その大きな面積を有する腸の粘膜は、外来物である食物を消化吸収することで常に膨大な量の抗原と接触しています。腸管は体内にありながら、外界と直接触れあっているということになります。

腸内にいる免疫細胞は、食物として摂取されたさまざまな栄養素とともに、最も多くの細菌やウイルス、化学物質などの異物にさらされています。そのような環境で、彼らは人体に必要な栄養と害になる病原菌などを正確に見分け、栄養を取りこみ、害があると判断したものを正確に排除していかなければなりません。

食べ物に対する過剰反応が起きて下痢や腸炎が起きないように、免疫を抑える役割も果たしています。

だからこそ、全体の約七割にもおよぶ免疫細胞が腸内に集まっているというわけです。**いわば、腸は消化器官であると同時に、最も大きな免疫器官でもあるのです。**

細菌やウイルスなどの抗原の多くは、たんぱく質や脂質など、食品とほとんど同じ成分でできています。それをきちんと識別することができるのですから、免疫細胞の能力はすごいものです。

こうした判断能力を腸内にいる免疫細胞が備えているのは、外来物である食べ物からたくさんの刺激を受けることで、より元気に、より有能になっていくことができるからです。

特に子どものうちにできるだけたくさんの外来物に接して、腸内の免疫細胞の認識能力を磨くことができれば、それだけ大人になってからの免疫力も高まります。

だから、**五〇種類の食物しか摂取しない人より、その十倍となる五〇〇種類もの食物を摂る人のほうが、当然ながらより多くの刺激を腸内の免疫細胞に与えることができるので、免疫力を高めることができるわけです。**

「好き嫌いなど偏食をしてはいけない」

「一日三〇品目を食べるのが理想」

よく言われるこれらの食の常識も、「細胞レベル」で健康を考えると、なるほどと納得できるのではないでしょうか。「腸内環境が大事」といわれるのも、腸が最大の免疫器官であり、私たちの健康を大きく左右する器官だからです。

免疫力を上げるということは、すなわち全免疫細胞の七割を占める腸内の免疫細胞をバランスよく活性化させることであり、うまくそれを活性化できるかどうかは腸内環境の善し悪しにかかっているといっても過言ではないのです。

一日に一回と二回では、歯磨きの効果は段違い

腸が最大の免疫器官であることは先に述べたとおりですが、私たちの身体を守っている免疫器官にはほかにもさまざまなものがあります。

意外に思われるかもしれませんが、皮膚や鼻毛、眉毛、まつげなども、外敵をブロッ

クする立派な免疫システムの一部です。また、呼吸器や消化管などの粘膜も、やはり免疫システムの一部といえます。ほこりや花粉を吸いこんだときにくしゃみが出るのも免疫システムの一環なのです。

特に、そのなかでも特殊なシステムを持っているのが「口腔《こうくう》」、つまり「口の中」です。

口の中というのは腸につながる消化管の入り口であり、ウイルスや細菌など抗原の侵入口でもあります。そのため、口腔は独立した「粘膜免疫システム」を持っています。たとえば口腔粘膜の保護や殺菌作用のあるバリケードの役割をはたす唾液《だえき》の分泌なども、口腔の独自の粘膜免疫システムによって生じている現象です。

また、口腔は健康のバロメーターとしても、とても優秀な働きを担っています。たとえば、免疫力が落ちたときにすぐ現れる口内炎や、味がよくわからなくなる「味覚障害」は身体の危険を知らせる「ネガティブサイン」のひとつです。**風邪を引くと口がまずい――とよくいいますが、それは味覚障害を起こした舌があなたに体調不良を訴えているということなのです。**

ちなみに、私たちが普段食べたものの味を感じることができるのは、舌を中心に口内に「味蕾《みらい》」という細胞の集合体が存在しているからです。

この味蕾細胞は一〇日に一回生まれ変わる、非常に新陳代謝が活発な細胞ですが、その形成には亜鉛が欠かせません。亜鉛が不足すると味蕾が減少し、味覚障害が起こってしまいます。

亜鉛が細胞の形成や修復に欠かせないということは、亜鉛がなければ免疫細胞もつくれないということなので、亜鉛不足は免疫力低下を招きます。**つまり、味覚障害が起きたときには、亜鉛が不足しているということであり、それは免疫力もピンチに陥っているということを意味するのです。**

ただし、亜鉛不足でなくとも、口腔の粘膜免疫システムが低下することがあります。**それは、口の中が不潔な状態になったときです。**そうなると免疫システムの能力が十分に発揮できなくなってしまいます。

先日、私が起業するときにお世話になった、口腔がんの専門家である大学教授と会ったときに、とても興味深い話をうかがいました。

その方によると、一日に二回以上歯磨きする人は一日一回の人と比べて口腔がんに

なるリスクが三割も低いのだそうです。

歯磨きなどで口腔ケアをして、常に口の中を清潔にしておく必要があるのです。歯はもちろんのこと、口の中の大きな面積を占める舌や上あごのケアも重要です。特にデリケートな味蕾細胞がある舌のケアは、口臭防止の意味でも大切です。

虫歯の予防という意味でも、口腔免疫システムの機能を低下させないという意味でも、食後の歯磨きは丁寧にしてほしいと思います。特に就寝中は細菌の増殖を抑え、歯を守る作用がある唾液の分泌量が少なくなっていますから、夜寝る前の歯磨きは絶対に欠かしてはいけません。

歯周病菌が血液中にも見つかり、敗血症や心不全の原因になっている、という報告もあります。

身体の弱体化は歯磨きの有無によっても生ずるのです。

当たり前のことだと思うかもしれませんが、実際に多くの人が日頃の「歯磨き不足」で、免疫システムの機能を低下させてしまっています。

たかが歯磨き、されど歯磨きです。

日々の口腔ケアをしっかりすれば、口の中がさわやかになるだけではなく、がんのリスクも下げられます。さらに亜鉛不足にならないようにしていれば、免疫細胞も元気になる――まさに、いいこと尽くしですので、ぜひ毎日の習慣に取り入れてほしいと思います。

「汚れた血液」を抜けば健康になる

通常、末期がんになると免疫力は大きく低下してしまいます。それはがん細胞が免疫細胞を「だまし」て機能を抑えるようになるからです。

免疫システムには自然免疫・獲得免疫を操る司令官役の細胞がいるとお伝えしました。この司令官役の細胞が「ピンチ」のときに大々的に警報を鳴らして、各部隊を動かすのです。

この「警報」は細胞が放出する善玉サイトカインというものです。これは細胞同士が情報を伝達する際に使われる「細胞間情報伝達分子」のことをいいます。

たとえば、司令官役の免疫細胞は体内に病原体が侵入してきたことをほかの免疫細胞に伝え、攻撃命令を出すときにこの善玉サイトカインを使います。逆に、もう攻撃をやめてもいいと司令官が判断した場合には、悪玉サイトカインを使って攻撃中止命令を出します。

サイトカインはさしずめ細胞同士の「伝達係」ということです。

ところが、「末期のがん細胞」も司令官が出す攻撃中止命令にそっくりの悪玉サイトカインを放出します。この警報を受け取った免疫細胞は、がん細胞を殺す必要はなくなったと思いこみ、攻撃をやめてしまいます。

「偽の伝達係」を出すことで自分たちへの攻撃の手を止めようとするのです。そのために、がんに対しての「免疫力＝攻撃力」が一気に低下してしまい、がん細胞はぬくぬくと増殖して「かたまり」を形成します。

末期がん患者の血中には、このような免疫細胞をだます悪玉サイトカインをはじめ、さまざまな毒素がたくさん入っています。

それをずっと体内に宿すことで病気は進行します。

ということは、もしその「汚れた血液」が下血により体内から抜かれ、そこに健康な血液を大量に輸血して入れ替えれば、毒素は抜け、健康状態に戻るということでも

あります。

大量輸血はまれなケースですので、このような治療法を私たちが受けることは今のところないと思いますが、大切なのは悪い免疫物質を除去するだけでも人間の身体は回復できるということです。近い将来、このような治療法も出てくるのではないでしょうか。

免疫が正常に働く環境にしてあげれば、細菌やウイルスが侵入する確率もぐっと減ります。がんを叩《たた》く免疫の力を取り戻すことが可能になり、がんの進行を遅らせることができるのです。

このエピソードからも免疫機能の状態が、人の健康にいかに大きな影響を与えるかがわかります。

毎日五〇〇〇個のがん細胞と闘う自然免疫

私たちの身体を形成している六〇兆個の細胞は毎日分裂をくり返しています。新しい細胞が生まれると同時に、ほぼ同数の古くなった細胞は死に、体外に排出されています。

こうして二四時間のうちに入れ替わる細胞の数は、なんと数千億から一兆個。驚くべき数です。

毎日毎日、それだけ多くの細胞分裂が行われているのですから、遺伝子複製にまちがい（ミスコピー）が起きてしまうのも仕方のないことなのかもしれません。

ミスコピーで生まれた細胞――それが、がん細胞です。

どんなに健康な人でも、どんなに若い人でも、このミスコピーは必ず起きていて、毎日五〇〇〇から六〇〇〇個ものがん細胞が生まれています。六〇兆個という天文学的な細胞の数に比べれば、「百億分の一の割合」なので、さほど大きな割合ではないともいえますが、それでも五〇〇〇個のがん細胞が毎日つくられていると思うと、ぞっとしてしまう方も多いのではないでしょうか。

これだけ多くのがん細胞が日々生成されているのに、ほとんどの人ががんを発症しないでいられるのは、免疫細胞が日夜闘って、がん細胞が生まれるたびにそれを見つけ次第、退治してくれているからです。毎日五〇〇〇個生まれても、毎日五〇〇〇個退治してくれていれば、がんが大きくなることはないというわけです。

もし、私たちの身体で免疫が機能せずにいたら、がん細胞は指数関数的に増加して、私たちの身体をあっという間にむしばんでいくでしょう。

一般的に、検査などで見つけられるがんの大きさは約一立方センチメートルで重さは約一グラム。その大きさのがんだと、細胞の数はおよそ一〇億個です。がんがそこまで成長するには、だいたい一〇年ほどかかるといわれています。がんをそこまで成長させることなく、発症前にがん細胞を叩くには、体内への侵入を防ぐ第一部隊・自然免疫の活性化が欠かせません。

先制攻撃を自然免疫が行って、その後、司令官役の細胞がより強力な第二部隊である獲得免疫を引き連れて総攻撃する――これが、免疫細胞ががん細胞を叩くときのイメージです。

この場合、特に先制攻撃がとても重要で、生まれたばかりのがん細胞を退治しておけば、がん細胞が増殖することもないからです。

ところが、自然免疫は加齢とともに機能が低下していくのはお話ししたとおりです。

たとえばＮＫ細胞はがん化した細胞に穴を開けて、その中に消毒液のようなものを注入して殺していくのですが、年を重ねるごとにがん細胞に穴を開ける力も弱くなり、中に入れる消毒液のようなものも効果が薄くなっていきます。

自然免疫が生まれたばかりのがん化した細胞を見逃してしまえば、それだけがん細胞の増殖スピードは高まってしまうし、第二部隊の負担も大きくなります。

高齢になるほど、がんを発症するリスクが増える、その原因のひとつです。

がんになりたくないのであれば、自然免疫を低下させないこと——。

これだけは忘れないようにしてください。

「泥んこ遊び」は積極的にしたほうがいい

公園には砂場がつきもので、小さい頃にはよく遊んだものです。

しかし、最近の子どもたちは**「泥んこ遊び」**をあまりしないそうです。特に都市部では顕著のようで、幼稚園や保育園によっては、あえてみんなで泥んこ遊びのイベントを実施するところもあるようですが、泥に触るのを嫌がる子どもも多いといいます。保護者のなかにも泥んこ遊びを嫌う人が多いようで、幼稚園や保育園に自分の子どもには泥んこ遊びをさせないようにと言ってくる人もいるそうです。最近ではそういった保護者からのクレームを受けて、泥んこ遊びをしない幼稚園・保育園もあるとのことです。

また、砂場に猫除けシートをかけるなどの対策をとっているところもあります。

さらにホームセンターなどで「滅菌した砂に抗菌剤をコートした安全・安心な砂」なるものまで売られているというから驚きます。かつて、子どもの頃には自然のなかで泥まみれになって夢中で遊んでいた私には、とても信じられません。

たしかに手や顔、それに洋服まで汚れてしまいますので、大人の目からみれば泥んこ遊びは汚らしく見えるのかもしれません。**とはいえ、この一見不衛生な遊びこそ、幼い子どもの免疫細胞を鍛えてくれる「免疫細胞のトレーニング」になっているのです。**

第1章で、清潔すぎる環境で育った子どもは総じて風邪を引きやすく、アレルギーも起こしやすいと述べましたが、泥んこ遊びをしないで育った子どもは、まさにそれに該当します。

では、どうして「泥んこ遊び」が免疫のトレーニングになるのか――。

もう一度確認しておくと、免疫とは「自己（味方）と非自己（外敵）を見分けて非自己を排除する機能」です。外敵は「抗原」とも呼ばれ、主にウイルスや細菌などの病原体――免疫反応を引き起こす物質すべて――を指しています。

世の中に存在する抗原の種類は一〇億とも一〇〇億ともいわれていますが、私たちの獲得免疫はこれらの抗原に出合うたびに、それぞれの抗原ごとに最適な攻撃方法や最も効果的な武器の作り方を学習し、記憶していきます。

つまり、出合う抗原が多ければ多いほど獲得免疫のレパートリーが拡がり、能力はパワーアップしていくわけです。特に、子どものうちにできるだけ多くの抗原にさらされると獲得免疫はどんどん強くなり、多くの外敵に対する「記憶」ができて、再び細菌やウイルスにさらされても感染しなくなります。

自然免疫は加齢によって機能が低下していくので、その低下を防ぐことが重要ですが、獲得免疫は「強化」していくことが重要です。

なぜなら、先制攻撃を担う自然免疫は生まれながらに備わっていますが、獲得免疫は生まれてから私たち自身が「獲得」して強化していくものだからです。

みなさんはこんな話を聞いたことはありませんか？


「子どもの頃にペットを飼っているとアレルギーになりにくい」

「農家で育った子には花粉症が少ない」


実際にオーストラリアで行われたアレルギーの調査では、**牛や馬を飼育している家畜小屋に出入りしている子どもはそうでない子どもに比べて花粉症や喘息《ぜんそく》の発症率が四分の一だったそうです。** 同様に、家畜と触れあう機会の多いモンゴルの遊牧民にもアレルギー患者は極端に少ないといわれています。

これは、ペットや家畜と触れあって多くの抗原に出合っていることで、獲得免疫が鍛えられるということにほかなりません。

じつは、この獲得免疫を効果的に鍛える時期には「最適なタイミング」があります。

私たちの身体には、獲得免疫の学校ともいうべき器官があります。

肋骨の裏側、心臓のちょうど上あたりにある**「胸腺《きょうせん》」**という臓器です。骨髄の中にある造血幹細胞でつくられた獲得免疫のひとつであるT細胞は、生まれるとすぐにその学校に集められます。そこで待っているのは厳しい教育です。ここでT細胞が覚えなくてはならないのは、攻撃すべき抗原との闘い方を覚えることと、攻撃してはならない自己をしっかり認識することです。

一〇億とも一〇〇億ともいわれるさまざまな抗原に対応できるよう、T細胞には個々にちがった武器が与えられ、それぞれの抗原に適した闘い方を学びます。**このときに大事なのが、その人がどれだけたくさんの種類の抗原に曝露されてきたかということなのです。**

抗原の種類が多ければ多いほど、この学校で教えられる闘い方や武器のバリエーションは多くなります。

また、自分自身の正常な細胞を抗原とまちがえて攻撃しては大変なので、この学校では誤って自己のたんぱく質に反応してしまったT細胞はみんな殺してしまいます。そのため、この学校を無事に卒業できるT細胞はきわめて優秀な約一割のみ。ほとんどのT細胞はこの学校から体内に出ていくことなく死んでいきます。ここを無事卒業できたT細胞は、いうなればエリート中のエリートです。

しかし、この学校の役割を果たす「胸腺」は、私たちが思春期の頃に最も大きくなり、その後はどんどん萎縮《いしゅく》していき、二十歳を過ぎる頃にはなくなってしまいます。**つまり、きちんと教育を施された優秀なT細胞を得ることができるのは二十歳までだということです。**

それ以後の獲得免疫は、これまで学校で教えられてきた闘い方しか使えないので、武器のレパートリーをそれ以上増やすことができません。

ですから、それまでに獲得免疫の機能を向上させることが免疫機能を向上させることになります。

――ここで思い出してほしいことがあります。

私たちが健康になるために重要なのは、免疫を決して軽視しないこと、そしてふたつのポイントを実践することです。

① 免疫の機能低下を防ぐことで、細菌やウイルスといった外敵から身を守ること
② 免疫機能を向上させることで、免疫の作業効率を高めること

このふたつのポイントは、じつは「細胞レベル」で考えると、自然免疫と獲得免疫の話でもあったのです。つまり次のようになります。

①「自然免疫」の機能低下を防ぐことで、無数の抗原から身を守る
②「獲得免疫」の機能を向上させることで、各抗原に適した能力を身につける

このことからも「免疫力を高める」とは、免疫細胞を活性化し、その働きをよりよくする、ということだとわかります。免疫力を重視する、ということは免疫細胞の働きを意識することでもあるのです。

自然免疫や免疫システム自体は何歳からでも改善できますが、獲得免疫に関しては二十歳までにどれだけ免疫の貯金ができたのかで、その人の力は決まってしまいます。

だからこそ獲得免疫の学校（胸腺）が用意されている子どものうちに、泥んこ遊びをさせて、たくさんの菌やウイルスに負けない身体をつくっておく、その意識を持っておくことが重要なのです。

「自然免疫」と「獲得免疫」で相乗効果を生み出しなさい

最近よく耳にする言葉に「生物多様性」というものがあります。

これは、「ある生態系において多様な生物が存在している状態」を指す言葉です。

この概念によれば、自然環境は多様な生物が棲《す》んでいればいるほど周囲の変化にも強くなるそうです。

一種類の魚しか棲んでいない川は、気候が変化したり水質が変わったりしたときに、魚が全滅してしまう恐れがあります。ところが、一〇〇種類の魚が棲んでいる川ならば、何か環境の変化があったとしても、それに耐えうる種類の魚が必ず生き残ります。

また、一種類の木しか生えていない山は、その木を枯らす病気が流行《はや》ったら一気に木々が枯れてはげ山になってしまう。それが、さまざまな木が入り混じっている雑木の山なら、その病気に弱い木が枯れたとしても、全体で見れば大きなダメージはなく、緑豊かなままでいられるでしょう。

自然界においては多様性に富んだ複雑さこそ、健全さの証《あかし》であり、強さの秘訣《ひけつ》でもあるのです。

人間の身体における免疫も同じです。

免疫のメカニズムを説明したときにも述べましたが、免疫細胞にもさまざまな種類があり、それぞれ個性があります。得意なこと、苦手なこともそれぞれ異なります。

たとえば、自然免疫は身体に抗原が侵入してきたとき、手持ちの武器を使用して、即座に無差別攻撃をすることができます。ただしその攻撃は、どちらかというと手当たり次第の腕力勝負といったところでしょうか。瞬発力には長《た》けているものの、多様な敵、あるいは未知の敵には対応できないことがあります。

一方、獲得免疫は新しい抗原に初めて遭遇した場合、その抗原にあった武器を持つ免疫を、一からつくらなくてはなりません。つまり、感染してから闘う準備をはじめるので、どうしても闘える状態になるまでに時間が必要になってしまいます。獲得免疫が新たな攻撃態勢を整えるまでには、だいたい五～七日くらいの時間がかかるといわれています。

初めての敵に対してはどうしても初動が遅れてしまいますが、一度、獲得免疫が武器をつくってしまえば、次に同じ抗原が侵入してきた際には自然免疫よりも早く、より効果的な攻撃を行うことができます。**自然免疫とは逆に、瞬発力には欠けますが、緻密《ちみつ》な作戦をたて、最新鋭の武器を使って闘うのが得意です。**

このように違うタイプの免疫細胞がそれぞれ自分たちの得意な闘い方で外敵から守ってくれているからこそ、私たちの身体はいろいろな種類の抗原からの攻撃に耐えることができるわけです。

ここで重要になるのが、獲得免疫の攻撃準備が万全になるまでの間、いかに自然免疫が頑張って時間稼ぎをしてくれるかということです。第二部隊が攻撃態勢に入る前に、第一部隊が壊滅状態になり身体がまいってしまうようでは、獲得免疫の負担が大きくなってしまうからです。

自然免疫が万全の状態であれば、獲得免疫にバトンタッチする前に、風邪のウイルスくらいなら完全に退治してしまうこともあります。しかも、自然免疫は単なる時間稼ぎだけではなく、獲得免疫の活性を高めるのに欠かせない存在であることがわかってきました。**じつは、自然免疫と獲得免疫は互いに活性化を促していたのです。**

獲得免疫を発動させるには自然免疫からの働きかけがなくてはならないし、さらに獲得免疫が出すさまざまな物質がフィードバックされて自然免疫を活性化させています。つまり、互いに出している伝達物質によって相互に活性化され、相乗効果で免疫力全体を高めていくことができるというわけです。

逆に、自然免疫か獲得免疫、どちらか一方でも活性化されていなくて元気がなかったら、相乗効果を得ることができないので免疫力の底上げは期待できません。自然免疫と獲得免疫という二つの部隊のチームワークがうまくいってこそ、私たちの身体という城は、金城鉄壁《きんじょうてっぺき》となることができるのです。

すべての免疫は「樹状細胞」が握っている

では、自然免疫と獲得免疫、双方の免疫細胞を活性化させて相乗効果を高めるにはどうすればいいのでしょうか。

それを可能にするためには、本書でも何度か登場している司令官役の免疫細胞の存在に注目しなければなりません。

この司令官は外敵となる病原体が体内に入りこんだ際、自然免疫と獲得免疫に指令を出してコントロールするという、重要な役割を担っています。自然免疫や獲得免疫が十分に効率よく作用するためには、この司令官による指令がスムーズに機能することが絶対条件で、この司令官役の免疫細胞こそ最も重要な存在なのです。

私たちの健康を左右する、その司令官役の免疫細胞は「樹状細胞」と呼ばれています。

これまで免疫の働きやメカニズムを語るとき、多くの研究者はマクロファージやN

K細胞など自然免疫の細胞に焦点を当てており、樹状細胞に注目して免疫が語られることはほとんどありませんでした。

樹状細胞とは、枝のような突起（樹状突起）を持つ免疫細胞のひとつです。

風邪のウイルスやがん細胞など攻撃すべき相手が現れたとき、樹状突起を伸ばして、いちばん効率よく闘ってくれるのがこの細胞であり、そのほかの免疫細胞にさまざまな指示を出しているのも樹状細胞です。最近の研究で、この細胞が「がんに対する免疫システムの司令塔」として非常に重要な働きを担っていることがわかってきました。

樹状細胞は数ある免疫細胞のなかでも、特にほかの免疫細胞に外敵を教える能力（＝抗原提示能力）が優れているという特徴を持っているため、獲得免疫が効率よく働くかどうかはこの細胞が機能しているかどうかにかかっています。

つまり、獲得免疫はこの司令官の指示がなければ動けないということです。

樹状細胞は自然免疫だけで外敵を退治しきれないときに、自然免疫から獲得免疫への橋渡しをします。自らもウイルスを食べて封じこめつつ、前述のように警報を鳴らして獲得免疫を一斉喚起して攻略法をばらまき、最終的に第一部隊（自然免疫）も第二部隊（獲得免疫）もコントロールしていく。**いうなれば、樹状細胞にはすべての免疫細胞を総動員させる力があるということです。**

この樹状細胞の働きがあるからこそ、先制攻撃を担う第一部隊と、より強力な敵を倒す第二部隊が相互作用し、最大限の効力を発揮できるのです。

まさに、この「樹状細胞」こそが免疫システムの司令塔の役割を果たす「ボス細胞」だといえるでしょう。さらに獲得免疫を教育して敵を記憶させることができるという点も、このボス細胞のすばらしいところです。

そんな樹状細胞の特徴をわかりやすく理解していただくためにも、本書では樹状細胞のことを**「ボス細胞」**と呼びたいと思います。

獲得免疫の学校である胸腺は二十歳を過ぎるとなくなってしまうとお話ししました。外敵の情報を学びそのデータを蓄積するT細胞はつくられているのですが、学校自体がないので、そこで教育を受けて闘い方を学ぶことはできません。

けれども、その闘い方を知らないT細胞にもポテンシャルは残っています。これらの細胞になくなってしまった学校の代わりに闘い方を教えるのが、抗原を自ら取りこんで教えることができるボス細胞なのです。**ボス細胞は学校の役割も果たしているの**

です。

このボス細胞が獲得免疫を強化して活性化することで、獲得免疫が戦闘態勢になれば、今度は彼らが自然免疫を活性化させるさまざまな伝達物質を出すので自然免疫も活性化します。

つまり、有能なボス細胞がいれば、すべての免疫細胞の士気が上がり、免疫システム全体の能力を高めることも可能なのです。

ボス細胞を鍛えて、優秀な司令官に育てることができればおのずと、

①「自然免疫」の機能低下を防ぐことで、無数の抗原から身を守る
②「獲得免疫」の機能を向上させることで、各抗原に適した能力を身につける

このふたつのポイントも達成することができるのです。

まさに「老化防止」と「健康促進」を同時にかなえてくれる、そんな夢のような細胞です。

「ボス細胞」はトレーニングできるし、薬にもなる！

ボス細胞を鍛えれば健康になる――。

「そんなことを言われても、自分で細胞を鍛えるなんてことができるの？」

もしかしたら、そう思われるかもしれません。

たしかに目に見える筋肉を鍛えるのとちがって、「細胞を鍛える」というのはなかなかピンとこないかもしれません。とはいえ、何も特別な医術を施したり特殊な薬を飲んだりしなくても、普段の生活習慣のなかでボス細胞をトレーニングすることは可能です。

たとえば、第1章で記した「味噌《みそ》汁を飲む」というのも、じつはトレーニングのひとつでした。味噌などの発酵食品を摂るということは、そこに含まれる微生物が腸内環境を整えるとともに、ボス細胞に刺激を与えてがんなどに対抗する力を高めてくれる、まさに「腸トレ」とでもいうべきものなのです。

このような食生活や運動など、さまざまな生活習慣を改善していけば、私たちの健康をつかさどるボス細胞は今よりもずっと強くなり、私たちの身体を健康に導いてくれます。

さらにボス細胞の可能性は、鍛えれば強くなるということだけではありません。なんと、ボス細胞は「薬」にもなることがわかっています。その薬とは、ボス細胞の「体内の免疫細胞に対して外敵の特徴を教える」という能力を利用してがん治療に応用した「がんワクチン」のことです。

免疫力が弱まると、がん細胞が増えるのを抑えられず、がんを発症してしまいます。**つまり、がんを抑えるためには、弱くなってしまった免疫の力をもう一度活性・強化し、攻撃力を強めてがんをやっつければいいわけです。**

そこで、ボス細胞の元となる細胞を患者さんの血液中から取り出し、体外で人工的に成長・活性化させる。さらに、がんの目印を認識させて確実に免疫の司令塔として働けるようにします。そうしてから患者さんに投与し、体内でがんに対する免疫反応を起こさせる。これが、がんワクチンのしくみで、「樹状細胞治療」と呼ばれるものです。

このワクチンは患者さん本人がもともと持っている免疫の力を高めてがん細胞だけを攻撃するようにしているため、正常な細胞までも攻撃してしまう抗がん剤などに比べて副作用が少ないのが特長です。しかも、この「樹状細胞治療」の可能性は、がんだけに限ったことではありません。

ボス細胞は、体内のほかの免疫細胞に外敵の特徴を伝えて攻撃命令を出すことができる一方で、免疫の過剰な活性化を抑える力も持ち合わせています。**この働きを利用すれば、花粉や食物などの無害な異物や、自分の細胞を攻撃してしまうことで発症する病気への臨床応用ができると期待されているのです。**

現在、関節リウマチや多発性硬化症、潰瘍性大腸炎、クローン病などの自己免疫疾患や、喘息、花粉症、食物アレルギー、アトピー性皮膚炎などのアレルギー疾患に対する新たな免疫療法の開発が進められています。

私たちの健康の要《かなめ》であり、しかも万能薬にもなりえるボス細胞――。

この細胞に無限の可能性が秘められているからこそ、いま、樹状細胞は〝ボス〟細胞として注目されているのです。

第3章

免疫力は「ボス細胞」のコントロールで決まる！

亡くなった三日後にノーベル賞を受賞した男

二〇一二年一〇月——。

覚えている人も多いかと思いますが、その年のノーベル生理学・医学賞受賞者が発表されたときは日本中が大騒ぎとなりました。iPS細胞の作製に成功した京都大学の山中伸弥教授が受賞されたからです。

日本人がノーベル賞を受賞したのは二〇一〇年の化学賞以来二年ぶりのことで、史上一九人目。生理学・医学賞では、一九八七年の利根川進・理化学研究所脳科学総合研究センター長が受賞して以来、二五年ぶりの快挙でした。

この賞は「生理学および医学の分野で最も重要な発見」をした研究者に贈られるもので、通常は治療実績が重んじられ、臨床応用されているかどうかがきわめて重視されます。その点、iPS細胞は作製から六年しか経っておらず、まだ医療の分野では実用化されていませんでした。

にもかかわらず、この栄誉に輝くことができたのは、事故や病気で傷んだ組織や臓器の機能を取り戻す再生医療への応用が大いに期待できるという、iPS細胞の可能性や将来性が重要視されたからでしょう。

たしかに神経や心臓など、さまざまな細胞に分化できるiPS細胞の研究が進めば、再生医療だけではなく病気の原因解明や新薬の開発などにも利用されるはずなので、実用化を心待ちにしている人も多いと思います。

そんな山中教授のノーベル賞受賞からさかのぼること一年――。

二〇一一年のノーベル賞発表は日本人受賞者がいなかったこともあり、日本ではさほど取り沙汰《ざた》されることもありませんでしたが、**アメリカなどでは「前代未聞のドラマチックなノーベル賞」として大きな話題となりました。**

その年のノーベル生理学・医学賞を受賞した研究者は三人。

そのうちの一人、ラルフ・スタインマン米ロックフェラー大学教授は、本書の主役であるボス細胞を一九七三年に発見し、「樹状細胞」と正式に名づけた人物です。このときの賞は「獲得免疫における樹状細胞とその役割の発見」という研究に対して贈られました。

ボス細胞の発見以前にも、自然免疫のマクロファージが外敵の特徴を獲得免疫に教える「抗原提示」をしていることはわかっていましたが、スタインマン博士によってボス細胞が自然免疫よりもずっと強い抗原提示能力を持つ新しいタイプの細胞だということが判明したのです。

この発見・研究によって、ボス細胞が免疫細胞の働きを適切に調節する司令官の役割をしていることがわかりました。こうしてボス細胞が持つ免疫細胞を活性化する力を利用した「がんワクチン」による治療をはじめ、さまざまな病気の治療に役立つ新たな治療法の開発が可能になったのは、まさにスタインマン博士の功績です。

スタインマン博士がボス細胞を発見したのは、ノーベル賞を受賞する三〇年以上前のことでした。その三〇年の間に、博士はボス細胞の研究を着々と進めていきました。ちなみに当時、日本人もこの研究とは無関係ではなく、現京都大学副学長・稲葉カヨ博士がスタインマン博士の研究に多大な貢献をしています。

一九九〇年代には樹状細胞治療が実際に臨床応用されるようになり、二〇一〇年にはがん治療先進国であるアメリカでの承認にようやくこぎつけたところでした。そんな努力の人、スタインマン博士にとってもノーベル賞受賞は悲願であったはずです。

ところが、授賞式の席に当の本人であるスタインマン博士が現れることはありませんでした。**じつは、授賞発表の三日前に博士はすでに帰らぬ人となっていたのです。**

現在のノーベル賞には「故人には授与しない」という規定があります。とはいえ、スタインマン博士のケースでは、授賞決定時点でノーベル財団も選考委員会も博士が亡くなったことを知りませんでした。そこで協議の結果、「授賞決定後に本人が死去した場合はその授賞を取り消さない」とする同賞の規定に準ずる扱いとして授賞が決定されたのです。

授賞式にはスタインマン博士の家族が代理で出席しました。博士の娘さんによると、授賞が発表される一週間前に博士が入院した際、ノーベル賞の話題が出たそうです。そのとき、博士は冗談交じりにこう言ったといいます。

「ノーベル賞の発表までは持ちこたえないといけないな。死んでしまったら、賞はもらえないから……」

ところが残念ながら、授賞通知を受け取ることなく博士は亡くなってしまった――。**とはいえ、博士が命をかけて取り組んでいた樹状細胞の研究は免疫学を飛躍的に発展させました。彼は免疫細胞を利用した免疫療法の礎を築くという偉業を成し遂げたのです。**

その後も世界各国で樹状細胞の研究と免疫療法の開発は続けられ、めざましい発展を遂げています。

自分自身にワクチンを投与しつづけた驚きの結果とは？

スタインマン博士はある意味、ノーベル賞史上で世界中から最も多くの注目を集めた受賞者といえるかもしれません。

その理由のひとつには、博士が授賞発表直前に亡くなってしまったことがあげられますが、**もうひとつ注目すべき点は、博士が開発したがんワクチンを自分自身に投与**

して闘病していたという驚くべき事実があったからです。

スタインマン博士は二〇〇七年に膵臓《すいぞう》がんと診断されていました。そのときには、すでにがんはリンパ節まで転移していたそうです。このがんの五年生存率はわずか五パーセント。数あるがんのなかでもきわめて低い生存率です。膵臓がんは早期発見が非常に難しいうえに進行も速く、きわめて予後も悪いため「がんの王様」と呼ばれるほど悪名高い病気です。患者の五人に一人は一年以内に亡くなってしまうともいわれています。

普通ならば、博士の場合も膵臓がんと診断されてからの余命はせいぜい一年以内のはずでした。しかし、彼は自らのがんの治療にノーベル賞受賞に至った研究対象の「樹状細胞」を用いた免疫療法などを施した結果、四年以上もの長期にわたって膵臓がんと闘いつづけ、自身の研究成果を世間に知らしめたのです。

この治療法は前述したように、「がんの情報をボス細胞に与えて、免疫の働きを高めてあげる」という画期的なものでした。つまり、スタインマン博士のボス細胞を取り出して膵臓がんを攻撃するようにトレーニングしたあと、ふたたび体内に戻すことで免疫力を活性化させてがん細胞と闘う力を復活させたのです。自分自身の細胞をベースにしたワクチンを使う治療なので、抗がん剤のような副作用もなく、苦しみをともなわない治療が可能になります。

しかも、その治療効果は最後まで膵臓がんと闘うことをあきらめなかったスタインマン博士によって立証されました。**彼は通常なら非常に進み具合の速い膵臓がんの進行を遅らせ、余命を四倍にしてみせたのです。**その甲斐あって、いまや、ボス細胞を使ったがんワクチンは世界中で研究開発されています。

そのなかでも日本は臨床実績で世界を圧倒しており、私もそのがんワクチン開発に携わっている一人です。私たちががんワクチンの技術提供をしている全国の医療機関では、二〇一四年現在、世界でトップクラスとなる一万件もの症例実績をあげています。今では日本初の免疫細胞医薬品（がん治療用の再生医療等製品）の治験が進んでおり、ボス細胞を使ったワクチンの承認をめざしているところです。

日本の場合、早くから多くの研究者が免疫療法に注目していましたし、医師の裁量が他の国に比べて非常に大きいために、免疫療法を独自に発展させやすい土壌があったのでしょう。

特に国が免疫療法を政策として推し進めていたわけではないのですが、各大学でそれぞれ研究開発が進められた結果、いまや日本は世界的に名だたる免疫療法先進国となったのです。

じつは、スタインマン博士がご存命だった頃、私たちが行った学会発表が博士の目にとまったことがありました。

樹状細胞研究会というインターナショナルな場があり、そこに膵臓がんに対する樹状細胞ワクチンの成果を投稿したのですが、その際にスタインマン博士から大変高い評価を受けたのです。そして特別賞をいただけることになったらしいのですが、残念なことにわれわれが「非会員」だったため授賞は見送られてしまった、そんなエピソードを後になって聞きました。

その当時、私はスタインマン博士が膵臓がんを患っていたということは、まったく知りませんでした。でも今になって振り返ってみると、なぜあのときに博士がわれわれの論文に興味を持ってくださったのか、ようやくわかったような気がします。

私たちにできることは、スタインマン博士の遺志を継いで、ひとりでも多くのがん患者を救うことだと思っています。

「アクセル」と「ブレーキ」の使いわけが何より大事

風邪のウイルスが侵入し、私たちの身体が感染すると、ボス細胞からの攻撃指令を受けて免疫が活性化され、ウイルスへの攻撃がはじまります。その結果、副次的な作用として、私たちの身体は熱を出します。このとき発熱するのは、活性化した免疫細胞がウイルスを攻撃しながらさまざまな物質を出すために、体内で免疫反応が起きて生じた現象です。

この発熱はウイルスに勝つためにどうしても必要な反応なのですが、攻撃をしすぎて高熱の状態がずっと続いてしまうと、ウイルスだけでなく私たちの身体も消耗してダメージを受けます。そして熱がずっと下がらなければ、私たちはただの風邪でも死んでしまいます。

そこで、今度はある程度ウイルスを撲滅した段階で、ボス細胞は攻撃をやめて免疫反応を抑えるように命令を出します。そうすると熱は下がり、私たちは体力を回復することができるのです。

このようにウイルスを攻撃しようとする働きと攻撃をやめようとする働きは、車にたとえるのなら、「アクセル」と「ブレーキ」のようなものといえます。外敵との闘いの状況や身体が受けたダメージなどさまざまな状況を見極めて、このふたつの働きをうまく使い分けることができなければ、私たちの身体が免疫のバランスを保ち、健康を維持することはできません。

ボス細胞は、免疫システムのバランスをつかさどるアクセルとブレーキの使い分けができる、まさに「司令塔細胞」なのです。

もし、ボス細胞がこのアクセルとブレーキの機能をうまく使い分けできなかったら大変です。抗原が体内に侵入してもアクセルが利かなければ、ウイルスの感染やがんの増殖を許してしまうし、ブレーキが利かなければ、熱が収まらなかったり、炎症が悪化したり、私たちの身体は大きなダメージを被ることになってしまいます。

アクセルとブレーキを正しく使い分けることで、免疫を正常に機能させるためにも、ボス細胞を活性化させる生活習慣が大切なのです。

不健康でも、あなたの身体そのものは悪くない！

無理を重ねると免疫力が低下してしまうということは、同じ人間でも免疫力が高いときもあれば低いときもあるということを意味しています。働きすぎて自律神経のバランスが崩れたときと、しっかり休養をとって英気を養ったあとでは、免疫力に差が生じているということになります。

つまり、免疫力が低くて不健康になっているときでも、身体そのものが悪いわけではないということです。

ですから、安心してください。

私たちは風邪を引きやすくなったり体調が悪くなったりすると、すぐに「身体が弱くなった」「年齢を重ねて健康でなくなった」「不健康な身体になった」と考えてしまいますが、じつはそうではないのです。

免疫力が低下しているのは、たんに免疫システムをつかさどっているボス細胞の活

性が低いために、そのシステム全体がうまく回っていないだけなのです。

ボス細胞はウイルスなどの外敵が体内に侵入してきたときに、まっさきに「警報」を鳴らして他の免疫細胞を一斉喚起させます。さらに自らウイルスを食べて分解し、その情報を「攻略法」のように獲得細胞に手渡して、攻撃すべき敵の特徴を知らせる。ボス細胞の活性が低下してしまうと、この「警報」と「攻略法」の機能が働かなくなってしまいます。

警報が鳴らなかったり音が小さかったりすれば、ほかの免疫細胞たちの士気は上がらず、闘う気が起きなくなってしまう。そうなると、外敵に対する攻撃力が弱まり、強い防衛力を発揮することができなくなってしまうのです。

逆に、この警報が出すぎてしまっても問題が起こります。なんらかの原因でこのアクセルの機能が暴走し、攻撃を命じる物質（サイトカイン）が過剰に出てしまうことがあります。

このような免疫の過剰反応が起きてしまうことを「サイトカインストーム」といいます。その症状は、血中のサイトカイン量が異常に高くなることです。その作用が全身に広まって高熱が出ることにより、体力は奪われ血液も凝固してしまいます。この影響は臓器にもおよび、多臓器不全を起こすなどの激しい症状を引き起こします。

まさにサイトカインストームは死に至ることさえある恐ろしい「死の嵐」です。

つまり、ボス細胞は警報を出しすぎても出さなさすぎてもいけないということ。ここでも「アクセル」と「ブレーキ」のバランスが重要になってくるのです。

また、攻略法がばらまかれないということは、司令官からの指示がないということにほかなりません。そうなると、獲得免疫は誰を攻撃すればよいのかもわからず、動くことすらできなくなってしまいます。

獲得免疫がそうやって動けないでいる間に、ウイルスや細菌はどんどん増殖し、がん化した細胞も分裂してしまう。すなわちボス細胞の機能が低下するということは、感染症を悪化させ、がんの進行を許してしまうことにもなるのです。

このようにボス細胞の機能低下は大変恐ろしい結果をもたらしますが、じつは、その「警報」と「攻略法」の機能を高めることは誰でも簡単にできます。ボス細胞を鍛え、体内の環境を働きやすいものに変えてやればいいのです。

私たちが自分の身体そのものを鍛えて変えようと思うと、きついトレーニングなどが必要になりますが、ボス細胞の「警報」と「攻略法」の機能を強化するためには、何もそんな特別なことは必要ありません。

ボス細胞をケアすること――。

何か新しくはじめる必要はありません。日常でちょっと意識すればいいことなので、誰でも手軽にはじめることができるのです。

一〇〇日あれば、六〇兆個の細胞が強くなる

私たちの身体を形成する六〇兆個の細胞の大半は、新陳代謝によって常に新しいものに入れ替わっています。その周期はその人の年齢や身体の部位によって異なります。なかには心臓や神経の細胞のように新陳代謝のない細胞もありますが、それ以外の細胞は一定の周期で細胞分裂が行われ、古い細胞と新しい細胞が入れ替わっているのです。一般的に胃腸の細胞で五日あまり、肌の細胞で二八日、最も入れ替わりに時間がかかる骨で三か月といわれています。

この細胞の生まれ変わりということに着目すれば、人の身体はだいたい一〇〇日で

ほとんどすべてが生まれ変わっているということになるわけです。だとすれば、その間にボス細胞を鍛えることができれば、誰でも、どんな状態からでも病気に強い身体に生まれ変わることが可能だということになります。

骨髄からは日々新たな血球細胞が生まれているので、ボス細胞をはじめとする免疫細胞も常に新しい細胞と入れ替わっています。ただし、新しい細胞になっているとはいっても、細胞分裂をくり返してコピーを続けていけば、ミスコピーが生まれる可能性もあるし、次第に細胞の機能自体が劣化していきます。

これが「細胞の老化」です。

だから、ボス細胞をはじめとする免疫細胞も老化によって次第に機能が低下してしまうのです。

しかし免疫細胞自身が「生まれ変われる」細胞だということは、そのときの条件次第では入れ替わるたびに、よくなる場合も悪くなる場合もあるということです。そのため、老化による劣化を帳消しにするほどの条件を、食生活や生活習慣などを通して整えることができれば、新しく生まれてくるボス細胞は一世代前のボス細胞よりもいい状態で出現します。

大事なのは私たちが「ターンオーバー（入れ替わり）ごとにボス細胞をよりよいものにしていこう」という意識を持つことです。その意識があるかないかで、ターンオーバーのときに「いいリセット」ができるのか、それとも「悪いリセット」になってしまうのかが決まります。

食生活が乱れたり、働きすぎてストレスをためてしまったりすれば、当然体内の環境は悪化するので、生まれ変わってくるボス細胞の質が低下してしまいます。まさに悪いリセットの典型です。

かといって、何もせずに今と同じ生活習慣を続けていればいいかというと、それもまた違います。加齢という問題が私たちに迫ってくるからです。

ですから、生活習慣が悪化していないからといって油断はしないよう気をつけてほしいと思います。何もしないでいれば、老化の効果的な対策にはならず、結局は悪いリセットにしかなりません。だからこそ免疫の活性化を促すような生活習慣に改めて、加齢やストレスに対応できるように、優秀なボス細胞を育めるようにしたいものです。

歳を重ねても免疫力の強化はできる——。

その事実を知れば、ターンオーバーをくり返すことを「老化」と後ろ向きに捉えるのではなくポジティブに位置づけて、今よりもずっと攻撃力の高いボス細胞を生むための「チャンス」として、一日一日を活用することができるのではないでしょうか。

たった一〇〇日ですべての細胞をリセットすることができるのですから、免疫力を高めるのは今からでも決して遅くはありません。今日からスタートすれば、一〇〇日後には今よりもはるかに健康な身体になっているのです。

水分補給は必ず「のどが渇く前」にやりなさい

「宝水《たからみず》」という言葉を聞いたことがあるでしょうか。

昔の人は、就寝前に枕元に置く水のことをこう呼んでいたそうです。

近頃ではほとんど見かけませんが、以前は旅館などに泊まると水の入ったポットとグラスをお盆に乗せて枕元に用意してくれました。すぐに手が届く所に水を置いて、寝る前や起きてすぐにのどを潤せるようにという、ありがたい心遣いです。

この言葉自体、最近ではあまり耳にしなくなってしまったのは、水道をひねればいつでもきれいな水が出てくることに慣れ、いつのまにか水のありがたみが薄れ、廃れてしまったからかもしれません。けれども、寝る前に一杯の水を飲む、あるいは朝起きたときに水を飲むというのは非常に理にかなった行動です。

なぜなら、人間は眠っている間に大量の水分を失っているからです。

よく「人は寝ている間にコップ一杯分の汗をかく」と言いますが、睡眠中は水分補給ができないので、どうしても寝ているときには誰もが気づかないうちに軽い脱水症状を起こしています。だから就寝中の水分不足を補うという意味で、「宝水」は大変有効だったのです。

ここでぜひ知っておいてほしいことは、なぜ水分が私たちに必要なのか、ということです。

人間の身体は、その六〇パーセントが水分でできています。

その依存度は大きく、十分な水がなくてはそれぞれの細胞が形をとどめておくことができません。ですから、全身の水分が枯渇してしまったらボス細胞も正常な形状を保ち、きちんと機能することができなくなってしまいます。すると当然、免疫力は大きく低下し病気にもなりやすくなります。

ボス細胞の機能を損なわないためにも、私たちの身体には水分が必要だったのです。

しかしながら、常日頃からこまめな水分補給を心がけている人はそう多くはありません。スポーツをしているときなどを除き、普段の生活ではよほど激しい「のどの渇き」を覚えなくては積極的に水分補給をしようとは思わないのではないでしょうか。

それどころか、就寝前には夜中にトイレで起きるのを避けるために、あえて水を飲まない人も多いと聞きますし、車での移動や通勤などの際にも同様の理由で水分補給を控えるという話をよく耳にします。

しかし、これらの行為はとても危険です。

なぜなら、私たちがのどの渇きを覚えたときには、すでに身体は水分不足の状態になっているからです。このとき、私たちの身体は全体のおよそ二パーセントの水分を失っている状態になっていて、脱水症状の初期段階に突入しています。だから、のどの渇きを覚える前に意識的に潤さなければ、本当の意味で水分補給をしているとはいえません。**ましてや、のどが渇いているのがわかっているのに、我慢して水を飲まな**

いでいるなど、論外ということになります。

これはスポーツをしているときや、真夏の炎天下といった特別な状況に限った話ではありません。のどの渇きは、細胞が発している脱水症状の赤信号であると肝に銘じておきましょう。

特に、高齢者の脱水はきわめて危険なので要注意です。

若い人なら自分の身体から二パーセントの水分が失われた段階で、のどの渇きという赤信号によって脱水を自覚することができます。ところが高齢になると、次第にのどの渇きを自覚することができなくなってくるのです。

これは脳に存在する「のどの渇きを知らせるセンサー」の機能が低下してくるために起きる現象です。**お年寄りは「のどが渇いていない」のではなく「のどが渇いているのがわからない」だけなのです。**高齢の方はどうしても水分補給のタイミングが遅れてしまいがちになってしまうので、若い人以上にこまめな水分補給を心がけましょう。

また、水分補給にスポーツドリンクを飲まれる方が多いのですが、やはり普段の生活における水分補給には水がいちばんです。スポーツドリンクは、激しい運動をして塩分やミネラルが体内から失われたときには最適なのですが、運動をしていないときに飲むには糖分や塩分が濃すぎます。

脱水症状を起こさないためにも、細胞を枯れさせないためにも、最も身体が吸収しやすい常温の水を、のどが渇く前にこまめに飲むという習慣を身につけることが大事です。渇いているという自覚があってもなくても、水分補給をしてボス細胞を潤わせておかなければ、免疫システムがきちんと機能しなくなってしまうということを、忘れないようにしてほしいと思います。

「トイレ」と「あくび」は絶対に我慢してはいけない

日本にトイレが登場したのは意外に古く、縄文時代だといわれています。弥生時代の遺跡からは下水道が発掘されているし、飛鳥時代には川を建物内に引き入れた「川《かわ》屋《や》」と呼ばれるトイレが作られるようになりました。これが現代の「厠《かわや》」の語源だと考えられています。

江戸時代には、人糞《じんぷん》は肥料として高値で取引されるようになり、そのため都市部にある長屋の大家さんは大半の収入をそこから得ていたそうです。当時のトイレは、まさに福をもたらすものだったわけです。

ひるがえって、現代ではどうでしょうか——。

温水洗浄便座はもちろんのこと、自動でフタが開くトイレや節水型トイレなど、外国人が驚くほど日本のトイレ事情は進化してきました。

その一方で、教育現場ではトイレに行けない子どもたちが増えていることが問題になっています。多くの子どもたちは「トイレが汚い」「和式だから使いにくい」などの理由で、学校のトイレを使いたがらないのです。

また、大手便器メーカーが子どもたちを対象に「学校でウンチをしますか？」という質問をしたところ、五三パーセントもの子どもたちが排便を我慢する傾向にあることが判明したそうです。学校で用を足すとからかわれてしまったり、恥ずかしかったりすることから、できるだけ避けたいと考えているのでしょう。

子どものこういった傾向は、今にはじまったことではなく、かなり以前からあったことではありますが、健康上はもちろんのこと、免疫という観点からみても問題です。

——排便は生理現象です。

便意を感じたら我慢せず、すぐにトイレへ駆けこんで排泄するのが身体にとって自然な行為といえます。これを我慢していると、免疫力まで崩してしまうことになりかねないのです。

みなさんは便意をもよおしても我慢をしてトイレに行かないでいたら、いつの間にか便意がなくなってしまったという経験をしたことはないでしょうか。**これをくり返していると腸の働きが鈍り、いっそう便意を感じにくくなり、やがては便秘になってしまいます。**

本来、便通は「毎日あるべき」ものです。

日本内科学会の定義によると、便秘とは「三日以上排便がない状態、または毎日排便があっても残便感がある状態」のことをいいます。主な症状としては、腹痛、吐き気、直腸残便感、腹部膨満感、下腹部痛、食欲不振などがあげられます。多くの場合は短期間で解消するといわれていますが、重症の場合は排泄できず、中毒になることもあるそうなので健康に悪いのはいうまでもありません。

では、なぜ便秘が免疫によくないのでしょうか——。

それは腸内環境が著しく悪化するからです。

人間の腸内には一〇〇種類以上、およそ一〇〇兆個もの腸内細菌が生息しています。そのなかには乳酸菌に代表されるような善玉菌もいれば、悪臭のもとや発がん性のある毒素を作り出す、ウエルシュ菌などの悪玉菌もいます。健康な人の腸内では、これらの腸内細菌がバランスをとって「善玉菌優位」になっていますが、便秘などの要因によってそのバランスが崩れると、「悪玉菌優位」の状況を招いてしまうのです。

トイレを我慢すること以外にも、野菜を食べなかったり、肉ばかりを食べたりといったかたよった食生活も、悪玉菌優位な腸内環境をつくる原因になります。

免疫細胞のおよそ七割は腸内にいます。**ボス細胞にとって居心地のいい腸内環境は善玉菌優位の状態です。逆に悪玉菌優位になってしまうと、ボス細胞の機能は低下し、免疫力は落ちてしまいます。**

排便に限らず、生理現象を我慢するのは、決して身体にとっていいことではありません。尿意を我慢すれば、膀胱炎《ぼうこうえん》になってしまう恐れもあるし、おならだって我慢しないで出すべきです。

よく、あくびをすると不謹慎だの不真面目《まじめ》だのと非難されてしまいますが、これも絶対に我慢しないほうがいいでしょう。あくびのメカニズムにはまだ未解明な部分もありますが、一般的には「酸素不足になった脳に酸素を送りこむため」に起こる現象だといわれています。

そうだとすれば、あくびは身体にいいことのはずなのに、なぜ無理やりかみ殺す必要があるのでしょうか。だから私は、あくびをする人を白い目で見るのではなくポジティブに捉えるべきだと思います。

便意にしても尿意にしても、あるいはあくびにしても、身体が起こすナチュラルな現象は我慢しないで自然のままに任せたほうがいいのです。

たった一〇分の仮眠が免疫力を強くする

最近では昼寝の効能が知られるようになり、企業によってはオフィスに仮眠用の休憩室を設けているところもあるようです。

歴史上の人物でも、昼寝を積極的に取り入れていた偉人は数多くいます。**一日三時間しか寝なかったことで有名なナポレオンも昼寝の達人だったといわれていますし、ルネサンスの天才、レオナルド・ダ・ヴィンチに至っては、四時間ごとに一五分の仮眠をして、常に頭脳を明晰《めいせき》な状態に保っていたといいます。**

昔は現代のように睡眠に関する研究が進んでいなかったにもかかわらず、こうした偉人たちは経験的に昼寝の効能を知っていたのかもしれません。

昼寝や仮眠も含め、睡眠には運動やハードなデスクワークなどで酷使されて傷ついたボス細胞を回復させる効果があります。運動や仕事などで身体や頭が疲れ、ストレスがたまると、活性酸素と呼ばれる「身体のサビ」のようなものが発生して細胞を傷つけます。このとき、ボス細胞をはじめとする免疫細胞も傷つけられているので、当然ながら免疫力は大きく低下してしまいます。それを回復させるのが、睡眠の効果なのです。

活性酸素に傷つけられた細胞からは「疲労因子」というものが出てきます。この疲労因子が、私たちの感じる「疲れ」の正体です。これが血中に蓄積されると、私たちは「身体がだるい」「頭がボーっとする」というような疲労感を覚えるようになります。

そこで疲れを自覚してきちんと休むと、今度は睡眠中に疲労因子の働きを阻害する「疲労回復因子」というものが出てきて、傷ついた細胞を修復してくれます。

一方、休むことなく無理を続けてしまうと、細胞が回復できないまま壊れてしまう――。この疲労回復因子が出るのは、睡眠をとって休んでいる間です。だからこそ、仮眠でもかまわないので、とにかく寝ることが重要なのです。

日中に疲れを覚えたときには、ぜひ一〇分でも二〇分でも仮眠してみてください。

私自身、仕事の合間に仮眠をとることを実践していますが、その効果はてきめんで、仮眠後には頭がすっきりとします。もし、一〇分では寝つけないというのであれば、目を閉じて安静にしているだけでも疲れが軽減されるはずです。

傷ついたボス細胞を修復して免疫力を回復させてくれる疲労回復因子は、加齢によってどんどん回復力が弱くなってしまうことがわかっています。その一方で、身体を疲れさせてしまう疲労因子の量やパワーは子どもから高齢者まで、同じように出てしまうのです。つまり、歳を重ねれば重ねるほど、人は疲れやすく、その回復にも時間がかかってしまうということになります。

だからこそ、効果的に仮眠をとって疲れを残さず、免疫細胞の回復を促せるようにしたいものです。

ストレスフリーは「食事・運動・睡眠」でつくりなさい

多くの人は「ストレス」というと心理的な圧迫や過度な刺激のことを思い浮かべるでしょうが、じつは、この言葉は物理学（工学）の専門用語でした。金属に力を加えて変形させるとゆがみが生じます。すると、金属はゆがみを正して元に戻ろうと力を出す――この力のことを「応力＝ストレス」と呼んだのです。

この言葉が次第に異なった意味で使われるようになったきっかけは、一九三五年にカナダの大学で研究していた病理学者、ハンス・セリエが「生命に生じたひずみの状態」を表現する言葉として使ってからでした。

それ以来、言葉の意味もどんどん変化していって現在の日本では、一般的に「外から加えられた有害な原因に応じて体内に生じた障害と、それに対する防衛反応の総和」として使われることが多いようです。つまり、もともとは「金属がゆがんだ状態から元に戻ろうとする力」という意味だったのが、いつのまにか心理的なプレッシャーを表す言葉として、**「身体に悪い結果となる現象すべて」**をストレスと呼ぶようになったのです。

現代風に「身体に悪い結果となる現象」を意味するのであれば、当然ストレスは免疫システムにもよくありません。ストレスが原因で体内に発生した活性酸素が、ボス細胞をはじめとする免疫細胞に大きなダメージを与えることは前述のとおりです。

働きすぎによる自律神経の乱れや腸内環境の悪化、水分不足、睡眠不足などなど……こうしたストレスからボス細胞を解放することができれば、細胞が傷つけられることもなく、免疫力を高めることができます。

自然免疫と獲得免疫をまとめるボス細胞ですが、最新の研究でボス細胞にはウイルスに対する攻撃力が、ＮＫ細胞（自然免疫）と比べて一〇〇〇倍も備わっていることが証明されました。

ボス細胞は司令官として免疫システムの要《かなめ》であると同時に、戦闘要員としてもきわめて優秀だということがわかったのです。だからこそボス細胞を活性化すれば、がんやウイルスとも闘える強い免疫システムが構築されます。

細胞は日々生まれ変わるものですし、全身に存在しています。そのため、ボス細胞の強化は、身体の一部をマッサージするとか、特定の食品だけをたくさん摂るといった、どこか一か所を強化するような個別のケアでは決してできません。

そうではなく、ボス細胞を活性化させるような生活習慣をちゃんと身につけなければいけないのです。

人によってはほんの少し生活習慣を見直すだけでかまいませんが、別の人にとっては多少の変化が必要になってくるかもしれません。

しかしだからこそ、一度免疫を強くする生活習慣を身につけさえすれば、ボス細胞はちゃんと活性化し、私たちの免疫力をしっかりと高めてくれます。身体全体の健康状態を、それこそ一生にわたって高めてくれるのです。病気や痛みに苦しまない人生を過ごすことができるのです。

ボス細胞の機能を低下させる要因については本章でも触れてきましたので、まずはその項目に注意を払ってほしいと思います。

ではそのうえで、具体的にボス細胞を「活性化」させるためには何を意識し、どんな生活習慣を送ればいいのか？

具体的には、自分の「食」「運動」「睡眠」のバランスが乱れていないかを確認し、ボス細胞に加えられるストレスを軽減していかなくてはなりません。

「食・運動・睡眠が大事」というのは、これまでにも頻繁にいわれてきたことです。

ただ、本書で解説している健康法がこれまでの健康法と異なるのは、何か新しいことをして身体を「改造」するようなものではない、ということです。**本来身体が生まれながらに備えている防御機能である「免疫力」を高めていくものなので、身体にか**

郵便はがき

料金受取人払郵便

新宿北局承認

8449

差出有効期間
2021年11月
30日まで
切手を貼らずに
お出しください。

169-8790

154

東京都新宿区
高田馬場2-16-11
高田馬場216ビル 5 F

サンマーク出版愛読者係行

ご住所	〒　　　都道府県	
フリガナ		☎
お名前		(　　　)
電子メールアドレス		

ご記入されたご住所、お名前、メールアドレスなどは企画の参考、企画用アンケートの依頼、および商品情報の案内の目的にのみ使用するもので、他の目的では使用いたしません。
尚、下記をご希望の方には無料で郵送いたしますので、□欄に✓印を記入し投函して下さい。
□サンマーク出版発行図書目録

1 お買い求めいただいた本の名。

2 本書をお読みになった感想。

3 お買い求めになった書店名。

市・区・郡　　　　町・村　　　　書店

4 本書をお買い求めになった動機は?

- 書店で見て　　　・人にすすめられて
- 新聞広告を見て(朝日・読売・毎日・日経・その他=　　　)
- 雑誌広告を見て(掲載誌=　　　)
- その他(　　　)

ご購読ありがとうございます。今後の出版物の参考とさせていただきますので、上記のアンケートにお答えください。**抽選で毎月10名の方に図書カード(1000円分)をお送りします。**なお、ご記入いただいた個人情報以外のデータは編集資料の他、広告に使用させていただく場合がございます。

5 下記、ご記入お願いします。

ご職業	1 会社員(業種　　　)2 自営業(業種　　　) 3 公務員(職種　　　)4 学生(中・高・高専・大・専門・院) 5 主婦　　　6 その他(　　　)		
性別	男・女	年齢	歳

ホームページ　http://www.sunmark.co.jp　ご協力ありがとうございました。

かる負担はまったくありません。むしろ本来あるべき「正しい身体」「理想の身体」に近づく健康法なのです。

正しい食生活で元気なボス細胞をつくるということを軸に、あとはそのボス細胞をサポートできるストレスフリーな環境を整えれば、身体は根本から健康になれます。そのために、きちんとした食事や適度な運動、良質な睡眠を取り入れて、身も心も安定した状態にしてほしいと思います。

免疫は最高の健康法です。

そしてその免疫システムは、自然免疫・獲得免疫というふたつの免疫細胞たちによって機能しており、それを操るボス細胞によって成り立っています。

だからこそ、

①「自然免疫」の機能低下を防ぐことで、無数の抗原から身を守る

②「獲得免疫」の機能を向上させることで、各抗原に適した能力を身につける

私たちが健康でありつづけるふたつの条件を、ボス細胞を活性化させるだけで、簡単に達成することができるのです。

次章では、健康なボス細胞をつくるために必要なのはどういった食事か、ボス細胞が傷つくことを防ぎ、より活性化できる環境づくりにはどんな生活習慣がいいのかといった、具体的なアドバイスをしたいと思います。

これまで「眠ったまま」だったボス細胞をいたわり、目覚めさせてあげることで、あなたの老化防止と健康促進を具現化していきましょう。

第4章

免疫力が高まる生活習慣

生活は「食」メイン、「運動」サブで考えなさい

二〇一三年一二月、「和食」がユネスコ無形文化遺産に登録され、いまや世界中から日本料理が注目されています。このような「食」をテーマにした無形文化遺産は、和食で五件目です。これまでにフランス料理や地中海料理、メキシコの伝統料理、トルコの伝統料理のひとつであるケシケキ（麦がゆ）が登録されています。

無形文化遺産なので、当然おいしいだけでは認められません。「食文化」として成立していなければならないのです。今回、日本政府が文化遺産に申請する際にアピールした和食の食文化としての魅力は全部で四つ。「多様で新鮮な食材」「バランスがよく健康的」「自然の美しさの表現」「年中行事との関わり」です。

たしかに〝一汁三菜〟という言葉に代表されるように、多彩な食材やバランスのよさが大変重視されているのが和食の特徴です。味や見た目の美しさ以上に、こういった栄養バランスに優れた、きわめて健康的な食のスタイルだからこそ世界中の人々が

和食に興味を持っているのでしょう。

学校給食に和食の導入が進んでいるのも、教育現場で「食育」が取り入れられるようになり、あらためて「食」の大切さが見直されてきたからだと思います。

ボス細胞を活性化させるうえでも、「食」は最も重要なファクターです。なぜならボス細胞もほかの細胞と同じように、私たちが食べたものからつくられているからです。

健康志向を自負する人のなかで時折、運動をメインに考えて「食」をおろそかにする人が見られます。しかし、いくらジョギングやスイミングをして身体を鍛えて免疫力を活性化しようとしても、お菓子ばかり食べていたり、偏食気味だったりして食事の習慣が雑であれば、そもそも活性化すべきボス細胞をきちんとつくることができません。やはり免疫力を高めるために生活習慣を改善するのであれば、「食」をメインに考えたほうがいいでしょう。

ボス細胞も含め、細胞を構成しているのは、主にアミノ酸（たんぱく質）と水とコレステロール（脂質）です。これらの〝細胞の材料〟がなければ、ボス細胞は骨格を維持することができません。特に、ダイエットをする女性はコレステロールを敬遠しがちですが、細胞膜はコレステロールでできていることを考えれば、過剰なコレステロールカットは決してよくないのです。

むしろ、良質な脂質は積極的に摂るべきです。

また、ボス細胞の機能を活性化するのには、これらの材料だけではなくさまざまな栄養素が必要になります。たとえば、乳酸菌や**「ファイトケミカル」**と呼ばれる植物中に存在する天然の化学物質などが、ボス細胞の活性化に効果的であるということがわかっています。

つまり、ボス細胞の材料である良質なたんぱく質や脂質できちんとボス細胞をつくり、それに加えて発酵食品や野菜をバランスよく摂れる食生活をすることでボス細胞を活性化させる——そんな食生活が理想的なのです。

もちろん、運動や睡眠も大切ですが、メインで考えるべきなのは正しい「食」——。もし運動にばかり集中して食事がおろそかになっているとしたら、その人はすぐに改めてほしいと思います。

そういった意味では、一汁三菜を基本とする日本の食事スタイルは、まさにお手本ともいうべき理想的な栄養バランスを備えているといえるでしょう。

本章では食事をメインにした、ボス細胞を活性化させる生活習慣をお伝えいたします。それこそが免疫力を重視し、しっかりと高めてあげる生活です。

食事の習慣は明日からでも簡単に変えられます。病気が逃げ出す身体になる生活習慣をめざしてほしいと思います。

サプリメントには添加物がたくさん入っている

バランスのとれた食生活は、ボス細胞を元気にするために欠かせません。一汁三菜の和食を常日頃から好き嫌いなく摂っていれば問題はないのですが、残念ながら現代日本人の多くは食事の栄養バランスがよくないようです。

和食が世界的に注目されているにもかかわらず、最近では忙しさから普段の食生活の〝ワンディッシュ化〟が進んでいるのが現実です。「カレーだけ」「パスタだけ」で済ます夕食は、味気ないだけではなく栄養のかたよりも心配です。また、外食やファストフードなどを利用することが多い人も、ビタミンやミネラルが不足しがちになります。そんな食生活ではボス細胞の機能が低下してしまいます。
「野菜嫌いな私は肉やスイーツばかり食べているけれど、サプリをたくさん飲んでいるから栄養は十分足りているはず」

そう考える方が多いのか、健康志向の高まりのせいなのか、最近ではサプリメントの人気が大変高いようです。

ドラッグストアはもちろんのこと、スーパーやコンビニエンスストアでもたくさんのサプリが並んでいますし、テレビでも毎日頻繁にコマーシャルが流れています。最近ではインターネットで購入できるようにもなりました。

サプリメントとは、アメリカの食品区分のひとつであるダイエタリー・サプリメント（dietary supplement）の訳語で、いわゆる栄養補助食品あるいは健康補助食品のことを指します。

日本では、サプリメントは法的に食品の区分に入れられているため、薬のように「〇〇に効く」といった効能をうたうことは禁じられています（二〇一五年四月から規制が緩和され、「〇〇に作用がある」といった記載が可能になりました）。

ここで誤解しないでほしいのは、サプリメントが法的には薬ではなく食品だからといって、食事の代わりになると思わないでいただきたいということです。

健康補助〝食品〟といえども、サプリの作り方は基本的に錠剤やカプセルの薬と同じです。

もちろん、有効な成分は入っていますが、**カプセルにするための被包剤や体内で錠剤が溶けるようにするための崩壊剤、変質や変色を防ぐための調整剤、錠剤として固めるための賦形剤《ふけい》、さらには保存料など、さまざまな添加物も入っています。**

こういった添加物は、基本的に食品衛生法の下に安全性が保証されてはいますが、積極的に摂りたいものではないはずです。なかには有効成分の何十倍もの添加物が入った粗悪なサプリもあります。消化吸収する腸にしてみれば、あくまでサプリの有効成分以外はすべて異物。不要なものともいえるわけです。

たしかに普段の食事で、ある栄養素がまったく摂れないのであればサプリで補ったほうがいい場合もあります。**しかし、それはあくまで食事の補助であり、食事の代用品にはなりません。基本的には「食事」で栄養を確保したほうが絶対にいいのです。**

たとえばビタミンCを吸収したいときに、サプリを飲めば手軽に大量に摂取できます。それに引き換え、リンゴを食べることでサプリと同量のビタミンCを摂ろうとしても、何個も口には入れられない。でもその代わり、リンゴには銅やカリウム、ビタミンE、ビタミンB6、葉酸など、さまざまな栄養や食物繊維が含まれています。

よく〝食べ合わせ〟などともいいますが、ビタミンCを人工的なサプリから単体で摂取するよりも、自然な食材から複数の栄養素と一緒に摂ったほうがはるかに健康的です。

また、サプリはひとつの栄養素を効率よく取り入れることができる反面、過剰摂取のリスクが高いという側面もあります。**たとえばビタミンA、D、E、Kなどの脂溶性ビタミンは尿中に出ないため、体内に蓄積するとビタミン過剰症を引き起こします。** **し、カルシウムや鉄、亜鉛などの過剰摂取も大きな副作用を招いてしまいます。**その点、ふつうの食品はサプリに比べると栄養吸収の面で効率はよくありませんが、過剰摂取の心配はほとんどありません。

やはり、自分の身体を守ってくれるボス細胞のためにも、「必要な栄養はバランスのいい食事で吸収する」のが基本です。サプリはあくまでも、その基本の食事で足りなかった分を補助する程度だと認識し、必要以上に頼らないことが大切です。

朝食は免疫バランスを整える「最強ツール」である

朝食のことを「朝餉《あさげ》」ともいいます。この言葉は、もともとは平安時代に天皇が食べていらした略式の朝食のことを意味しました。

昔の日本人は天皇から一般庶民まで、朝夕二食の食事が一般的だったようです。鎌倉時代以降、次第に昼食も加わるようになり、一日三食という今のスタイルが徐々に定着。さらに、江戸時代になって一般庶民の間でも米食が広く普及するようになると、朝食のスタイルには地方色が強く出るようになりました。

たとえば、江戸では朝食で炊き立てのご飯をいただき、夕食には冷えたご飯を湯漬けや茶漬けにして食すのが一般的だったといいます。一方、京都や大阪などでは米を炊くのは夕食時で、翌朝はその残りを粥《かゆ》にして食べていたようです。今のようにスイッチひとつで電器釜やガス釜でお米が炊ける時代とはちがって、昔の人は朝食を準備するのも大変だったことでしょう。

しかし、現代のように調理器具の発達で朝食づくりが簡単になったにもかかわらず、朝食抜きで済ませてしまう人が多いのは非常に嘆かわしいことです。

「朝は忙しいし、起きてすぐは食欲がないから朝食はいらない」

そういう方は、自律神経のバランスが崩れている可能性があります。

人間の身体は日中に交感神経が優位になっていて、夜になると副交感神経が優位になるようにスイッチが切り替わります。**この切り替えがうまくできずに、夜の間にきちんと副交感神経優位になっていないと、朝起きても食欲がわかないのです。**

ここでちょっと、次の場面を想像してみてください。

たとえば、目の前にライオンがいて今にも襲いかかってきそうです。すぐにでも逃げなければならず、極限状態の緊張を強いられています。そんなときに、あなたは「おなかが空く」でしょうか。食欲に気を取られていると、素早いライオンに一瞬にしてやられてしまいます。

夜の間にしっかりと副交感神経優位のリラックスした状態になってないということは、睡眠中も緊張が解けないことを意味します。夜もずっと緊張して闘っているような状態です。すると朝起きたときにもしっかりと副交感神経優位の状態に切り替わっておらず、朝の食欲は生まれません。

だから、朝、食欲がないということは、夜しっかり休めていないということでもあるのです。

朝の食欲低下は決して見過ごしてはいけません。朝食には一日の状態を左右する重要な働きがあるからです。

朝食を摂ることで身体はしっかり目覚めて、夜の間に下がっていた体温が徐々に上昇し、交感神経へとうまくスイッチを切り替えることができます。ところが、朝食を抜いてしまうと、身体はしっかりと目覚めることができないので交感神経との切り替えがうまくできません。

ただでさえ副交感神経優位の「リラックス状態」になりきれていないうえに、交感神経にしっかりと切り替えることもできない——朝食抜きの人に限って、午前中ずっとボーっとしているのはそのためです。

朝食には自律神経のスイッチを切り替えるだけではなく、排便のリズムを整えるという働きもあります。朝食を摂ると、その刺激を受けて腸が目覚め活発に動きはじめます。このように排便を促すことで便秘の防止にもなり、理想的な腸内環境を維持できるようになるのです。

私は朝食と排便を「朝の二大リラックスイベント」と呼んでいます。このふたつのイベントを習慣づけることで、自律神経や腸内環境のバランスをしっかりと保つことができるというわけです。

ボス細胞の活性化には自律神経のバランスがとれていること、そして善玉菌優位の腸内環境であることが欠かせません。**まさに朝食は一日の免疫バランスを整え、ボス細胞にとって理想的な体内環境にしてくれる最大のチャンスなのです。**朝食を摂らない人はみすみすそのチャンスを捨てているようなもので、とてももったいない話です。

起きたときにきちんと食欲がわくような状態にするためには、夜のうちに熱すぎない風呂に入り、高ぶった神経を鎮めて、頭をクールダウンさせておくことが重要です。言ってみれば、これも身体のバランスを整える工夫であり、「一日の中で〝逆のこと〟をする方法」のひとつです。

そうやって副交感神経にスイッチを切り替えてから睡眠をとれば、翌朝はおなかがすいて目が覚めるはずです。

最高の健康食は「納豆キムチ」

元気なボス細胞をつくるには、「食」をメインに生活習慣を改善していかなければなりません。

では、具体的にどんなメニューがおすすめなのかをこれから説明していきましょう。

もちろん、いくらおすすめだからといって、そのメニューだけを食べればいいというわけではありません。あくまでバランスのいい食事のなかで、積極的に取り入れてほしいものを紹介していくということです。

まず、私がおすすめメニューの筆頭にあげたいのは「納豆キムチ」です。

作り方はいたって簡単です。

みじん切りにしたキムチを納豆に入れて一緒に混ぜるだけ。そのままご飯にかけてもいいし、冷奴《ひややっこ》に乗せたり、チャーハンやパスタに応用したりすることもできます。とてもおいしいので、私も普段からよく食べています。

納豆は発酵食品のひとつで、蒸した大豆を納豆菌という微生物の力を借りて細菌発酵させて作ったものです。**こういった発酵食品に含まれる人体にいい影響を与える微生物のことを「プロバイオティクス」と呼びます。**ヨーグルトなどに含まれる動物性乳酸菌やキムチやぬか漬けに含まれる植物性乳酸菌、あるいは納豆菌などもこれに該当します。

第1章で、かつて味噌《みそ》は保存食であり、つまんで食す「食べ物」であったと述べましたが、逆に納豆はもともと調味料として奈良時代に中国から日本に伝わった食品です。

当時の納豆は、現在のような粘りのある「糸引き納豆」ではなく、発酵させたのち乾燥・熟成させた粘りのない「浜納豆」や「塩辛納豆」のようなものでした。今でも中華料理では豆鼓《とうち》という調味料が使われていますが、それが当時の納豆とほぼ同じようなものだと考えられています。現在のような糸引き納豆が登場したのは中世以降のことです。

納豆の主原料である大豆には、ボス細胞をつくるのに欠かせない良質なたんぱく質や便秘を防ぐ食物繊維、腸管の粘膜を強化するビタミンB群などが豊富に含まれています。さらに、納豆には乳酸菌と同じように腸内のボス細胞を活性化させる納豆菌まで入っているので、免疫力を上げるためには積極的に摂りたい食品のひとつです。

そこに乳酸菌による発酵食品のキムチを加えることで、「プロバイオティクス二倍＋大豆のたんぱく質・食物繊維・ビタミンB群」となるわけですから、まさにボス細胞をつくるうえでも活性化させるうえでも、納豆キムチは最も効果的な組み合わせだといえます。

また、納豆には血液をサラサラにする「ナットウキナーゼ」という酵素も含まれていますし、最近ではボス細胞を活性化できる黒大豆も発見されたので、黒大豆による納豆を使えばさらに効果は高まります。

それもあって「納豆キムチ」は最強の健康食なのです。

お風呂あがりのアイスはNG、ヨーグルトはOK

「お風呂にゆっくりとつかって、リラックスしたあとに食べる冷たいアイスクリームはもう最高！」

一度はそんな気持ちになったことがあるのではないでしょうか。日本アイスクリーム協会の調査によると、最もアイスクリームを食べたくなるタイミングは「お風呂あがり」です。なんと全体の七割を超える高支持率を得ています（ただし複数回答可）。

たしかにお風呂で身体がホカホカに温まったあとですと、冷たい口どけのアイスクリームはよりおいしく感じられるのかもしれません。**しかしじつは、これは免疫力という面から考えると、あまりおすすめできない習慣なのです。**

その理由はふたつあります。

最初の理由は、せっかくお風呂で温まったおなかを、アイスクリームが冷やしてし

まいます。

まいかねないからです。おなかが冷えて体温が下がると、自然免疫の機能も落ちてし

ふたつ目の理由は、「アイスクリームにはたくさんの砂糖が含まれている」ということです。あの冷たさで十分な甘さを感じるためには、相当な量の砂糖を使わなくてはなりません。ちなみに一般的なバニラ味のアイスクリーム一カップ（一二〇ミリリットル）に、だいたい一五グラムの砂糖が使用されています。

二〇一四年三月に発表されたＷＨＯ（世界保健機関）の新指針案によると、一日の摂取カロリーに砂糖などの糖類が占める割合は五パーセント未満が望ましいそうです。これは平均的な大人の場合、だいたい二五グラム、ティースプーン六杯分の砂糖に相当します。つまり、アイスクリームを一カップ食べただけで、一日摂取量の六割の砂糖を体内に取り入れてしまうことになります。

じつは、砂糖の摂りすぎは免疫力を大きく低下させる原因になります。私たちの身体が砂糖を消化するとき、免疫力維持に欠かせないビタミンやミネラルを大量に消費します。そのため、砂糖の過剰摂取はボス細胞を活性化するのに必要なビタミンやミネラルの欠乏を招いてしまうのです。

できることならば寝る二時間前には胃腸を休ませてあげるのが理想です。寝る前に何かを食べると、消化活動をしながら寝ることになるので胃腸に負担がかかってしまいます。**そうならないよう身体が寝るより先に、まずは胃腸を「お休みモード」にしてあげると睡眠の質も高まります。**

それでも、どうしても寝る前にデザートが食べたいという方には、腸内環境をよくするヨーグルトをおすすめします。ヨーグルトに含まれるたんぱく質やカルシウムは、発酵によってより吸収しやすくなっているため、ヨーグルトは栄養価が高いのに消化もよく胃腸にやさしいのです。

そして、何よりも免疫力を活性化する乳酸菌が豊富に含まれています。乳酸菌は腸内のボス細胞に刺激を与え、活性を強化します。まさに腸のトレーニング「腸トレ」になるのです。しかも乳酸菌は生きていても死んでいても、免疫細胞に刺激を与える力が弱まることはありません。「生きたまま」じゃなくても免疫力を上げてくれるのです。

じつは私自身、毎晩寝る前にドリンクタイプのヨーグルトを飲んでいます。私のボス細胞が元気なのはそのためかもしれません。このように、お風呂あがりにはカロリーを気にしながら免疫力を低下させてしまうアイスクリームを食べるよりも、腸にやさしいヨーグルトを食べてボス細胞のために腸トレに励むことのほうが、はるかにおすすめなのです。

野菜は香りが強いものを「皮ごと食べる」がベスト

ボス細胞の活性化には「ファイトケミカル」と呼ばれる植物中に存在する天然の化学物質が大変効果的です。トマトのリコピンやニンジンのβカロテン、トウガラシのカプサイシンなどが代表的ですが、耳にしたこともあるのではないでしょうか。

最近の栄養学界では、このファイトケミカルが〝第七の栄養素〟として注目されています。その理由は、これらの栄養素には活性酸素を「抑える」抗酸化作用があり、また免疫の機能を「高める」働きがあるからです。つまり、免疫システムの低下を防ぎながら、ボス細胞の活性化にも作用するのです。

ファイトケミカルにはさまざまな種類があり、大別すると「ポリフェノール」や「イオウ化合物」「カロテノイド」「糖関連物質」などの四タイプがあります。
その効果は多種多様で、ここですべてを紹介するのは難しいのですが、代表的なものをいくつかあげてみましょう。

【ポリフェノール系】
・アントシアニン……ブルーベリーやブドウなどに含まれ、抗酸化作用や目の機能を向上させます。
・イソフラボン……大豆製品に多く含まれ、女性ホルモンと似た作用があります。
・セサミン……ゴマに多く含まれ、血液中の中性脂肪を減らします。
【イオウ化合物系】
・スルフォラファン……ブロッコリーの新芽などに多く含まれる抗酸化物質です。
・メチルシステインスルホキシド……キャベツに多く含まれる成分で、胃の粘膜を守り、炎症や潰瘍《かいよう》を和らげます。

【カロテノイド系】

・リコピン……完熟トマトに多く含まれ、強い抗酸化作用があり、がん予防の効果があります。

・βカロテン……ニンジンやカボチャ、ホウレンソウに多く含まれ、がん細胞の原因となる活性酸素を抑える働きがあり、がんを予防します。

【糖関連物質系】

・フコイダン……ワカメや昆布などの海藻類に多く含まれています。

・βグルカン……キノコ類に豊富で、たんぱく質と結びつくことで免疫力を高め、がん予防の効果があります。

これらはファイトケミカルのほんの一例です。

このほかにもウイルスや細菌をブロックし粘膜を強化するものや解毒作用のあるもの、アレルギー作用を緩和してくれるものなど、さまざまな効果を持つものがあります。

私は小松菜やニンジン、パセリやセロリ、リンゴやバナナなど、さまざまな野菜や果物をミックスしたファイトケミカルジュースを毎朝必ず飲んでいます。このジュースと同じ量の野菜をサラダで摂ろうとすると大変です。でも、皮ごとジュースにしてしまうとギュッと成分が凝縮されているので、多彩なファイトケミカルを手軽に摂るという意味でじつに効率的なのです。

ファイトケミカルの特徴としては、多くの場合、野菜の色素や香り、苦み、辛み、渋みなどの成分に多く含まれているということが挙げられます。たとえば、玉ねぎの辛味成分のケルセチン、ゴボウのアクに含まれるクロロゲン酸、ブルーベリーの色の素であるアントシアニンなどです。

また、野菜の皮や種、根っこなど、普段捨てられてしまいがちな部分にこそ多く含まれていることもわかってきました。だから、ニンジンやカボチャ、リンゴなどの皮もむかず、できるだけ丸ごと食べるのが最も効果的な食べ方だといえるでしょう。

ファイトケミカルは安定した物質が多いので熱にも強く、加熱調理してもそのまま食べても大丈夫です。できるだけ多様な食材を取り入れるのが理想なので、さまざまな野菜を好みの調理法で楽しんでほしいと思います。

「野菜：肉」は「2：1」のバランスで食べなさい

戦後、日本人の体格は右肩上がりに成長してきました。年配の方であれば、最近の若者の立派な体格に世代差を感じている人もいるのではないでしょうか。

三〇代の成人男性の平均身長は、一九五〇年には一六〇・三センチメートルでしたが、二〇〇七年には一七一・五センチメートルと一〇センチメートル以上も伸びています。また、女性でも一九五〇年は一四八・九センチメートルだったのが、二〇〇七年には一五八・三センチメートルとなり、同様に一〇センチメートルほどの記録更新です（厚生労働省　国民健康・栄養調査より）。

やはり戦後の「食」の改善により、動物性たんぱく質の摂取量が増えたことが日本人の平均身長を上昇へと招いたのでしょう。

このような時代背景から「昔の日本人は小柄だった」と思われがちですが、じつは一概にそうとはいえないこともわかっています。たしかに江戸時代や明治時代の日本人は欧米人、あるいは現代日本人と比べると小柄でした。

ところが、時代をさかのぼってみると意外なことがわかります。一説によると弥生時代の日本人の平均身長は、江戸時代末期の平均身長よりも一〇センチメートル近く大きかったようです（平本嘉助『骨からみた日本人の身長の移り変わり』一九八一年より）。

古代の日本人はシカやイノシシなどの肉を食べていたため、意外に体格がよかったのでしょう。江戸時代に近づくにつれ、米食への依存度が高まり、肉食の忌避もあって動物性たんぱく質の摂取量が減少し、低身長化を招いたのかもしれません。

このことからも動物性たんぱく質は、身体をつくるうえでは重要な栄養素であることがわかります。もちろん、細胞自体もたんぱく質からできていますから、その形成には欠かせません。

とはいえ、二〇〇〇年もの長きにわたり、穀物依存の食生活が続いたことにより、私たち日本人の身体はいまだ肉食に慣れていないのが現実です。もともと狩猟民族で肉食中心だった欧米人と異なり、農耕民族の日本人は基本的に腸内に肉を分解する酵素を持っていません。また、肉を代謝する過程で出る毒素は発がん物質をつくり、腸内を悪玉菌優位の状態に変えてしまうのですが、その点でも、日本人の長い腸は肉食には不向きだといわれています。

私たち日本人にとっても動物性たんぱく質は必要なのですが、やはり食べ過ぎには気をつけなくてはなりません。

さらに食べ方にもコツがあります。

肉を食べるときには、必ず野菜を一緒に摂るように心がけることが非常に重要です。ポイントは、その際、野菜と肉の割合を二対一にすることです。そうすると肉と野菜を効率よく摂取することができます。

また、肉を食べた後にヨーグルトを食べるのも、腸内細菌のバランスを整え、腸内環境をよくするという意味では大変効果的です。

ちょっとしたことではありますが、肉の食べ方ひとつでも、特に「肉食」に慣れていない日本人にとっては、身体への影響は大きく変わってくるのです。

大事なのは「腸管免疫のストレスを軽減するような食生活」を習慣にしていくことです。肉食にかたよったり、食べ過ぎたりするのは、腸に七〇パーセントも分布しているボス細胞にとっては大きなストレスになります。

よく「腹八分目」などといいますが、これはじつに理にかなっていることといえます。腹八分目にしておけばカロリーオーバーになりにくいし、満腹にならないようにして飢餓状態に近づけておくことで、長寿遺伝子ともいわれる「サーチュイン遺伝子」が活性化します。何よりも、**満腹になるまでお腹いっぱいに食べるということは胃や腸、さらには腸管免疫にも大きなストレスとなってしまうので、避けたほうがいいのです。**ストレスを与えてしまうと免疫システムが低下してしまいますから、弱った身体を元に戻すことができなくなってしまいます。

やはり野菜と肉をバランスよく食べ、ボス細胞にとって居心地のいい腸内環境をつくるようにしたいものです。

疲労回復のための肉は、「鶏肉」を選べ

冬になるとやってくる優雅なハクチョウやツル、あるいは夏になると姿を見せる愛

らしいツバメなど、日本にも季節によってたくさんの渡り鳥がやってきます。そんな渡り鳥のなかには何日も休むことなく飛びつづけたり、高い山の上を超えて飛んでいったりするものもいるそうです。

たとえばアネハヅルという鳥は、標高八〇〇〇メートル級のヒマラヤの峰々を悠々と超えて渡ります。山階《やましな》鳥類研究所によると、南極で足環をつけられたオオトウゾクカモメという海鳥がはるか遠く離れた北海道の近海で発見された記録もあるそうです。その移動距離はなんと一万二八〇〇キロメートル。この記録が日本列島を横切る渡り鳥のなかでは最長記録ですが、北極圏と南極圏間の三万二〇〇〇キロメートルを移動するキョクアジサシという鳥もいるというから驚きます。

——なぜ、渡り鳥たちはそんなにものすごいパワーを秘めているのでしょうか？

その秘密を研究したところ、翼の付け根にある羽根を動かすための筋肉、いわゆる胸肉の部分に「イミダゾールペプチド」という疲労回復成分がたくさん含まれていることがわかりました。この成分こそ、渡り鳥たちの驚異的なパワーの源だったのです。

この疲労回復成分はアミノ酸の結合体で、鳥の胸肉以外にも時速一〇〇キロで泳ぐマグロやカツオなど、連続した長時間運動をこなせる生物の筋肉にも含まれています。

私たちの身体はたんぱく質を摂取すると、アミノ酸に分解して、それを使って自分たちの細胞をつくります。それだけ大事な細胞の材料だというのに、私たちの体内ではどうしてもつくれないアミノ酸があり、それを「必須アミノ酸」といいます。つまり、たんぱく質として必須アミノ酸を摂取しなければ、私たちは身体を維持することができません。もちろん、健康になるなど夢のまた夢です。だからこそ、良質なたんぱく質を摂ることが大事なのです。

具体的には、先ほども触れた「大豆製品」には良質なたんぱく質が含まれていますし、卵や魚も摂ってほしい食品のひとつです。たんぱく質以外にも、卵には悪玉コレステロールを下げるレシチンが入っていますし、青魚には健康効果の高いＥＰＡやＤＨＡが含まれていることで、更年期の生活習慣病を予防できる効果が知られています。

もちろん、同じ栄養素を摂るにしてもできるだけ多様な食材から摂取するのが大事なので、肉からたんぱく質を摂り入れるというのも重要です。豚肉にはビタミンＢが含まれているし、牛肉にも必須アミノ酸が豊富に入っています。

私が特におすすめしたいのが、疲労回復成分・イミダゾールペプチドが豊富に含まれている鶏肉です。つまり、鶏肉ならボス細胞を形成するのにふさわしい良質のたんぱく質と、疲労回復や活性酸素の抑制に効果的なイミダゾールペプチドが一緒に摂取できるので、まさに一石二〝鳥〟というわけです。

アメリカでは、伝統的に病人食や風邪やインフルエンザの民間療法として、栄養に富み、消化しやすいチキンヌードルスープが用いられています。まさにアメリカ版〝おふくろの味〟ともいえる料理ですが、それもこういった鶏肉の秘めたるパワーによるところが大きいのかもしれません。

運動はやればやるほど効果はない

非常に飽きっぽく、何をやっても長続きしない人のことを「三日坊主」といいます。

江戸時代の離婚制度は夫側からの絶縁状、いわゆる三行半《みくだりはん》しか認められておらず、妻側が離婚を望む場合には、駆け込み寺に入るしかありませんでした。また、男性も何か事情を抱えたり、食い詰めたりしたときに逃げこむのに、寺は格好の場所だったのです。

しかし、そのような人々は仏門に入りたくて寺をめざしたわけではないので厳しい修行についていけず、逃げ出す人が多かったそうです。そういう人を「三日も寺にいられない坊主＝三日坊主」と呼ぶようになったのが、この言葉の由来だといいます。

ダイエットや禁煙など、何かを続けたいのに続けられなくて悩んでいる人はたくさんいると思います。特に健康のために運動をしようと思っても、どうしても三日坊主になってしまうという話もよく耳にします。

でも、免疫力を高めるという視点で考えれば、私は「運動」は三日坊主でもまったくかまわないと思います。むしろ、三日坊主はよいとさえ思っています。ジョギングや水泳、ウォーキング、あるいは筋トレなど、健康のためにはじめたとしても、三日ほどで続けるのがつらくなってきたということは、その運動がその人に向かないということにほかなりません。

自分がつらいと感じているのに無理を押して頑張って続けるというのは、その人にとって大きなストレスになってしまうので、意味がありません。**ストレスはボス細胞**

を傷つける活性酸素の原因になるので、つらいと感じるくらいなら三日で止めてしまったほうがボス細胞のためにはいいのです。

たしかに、適度な運動は自然免疫を活性化する効果があります。しかし、それがストレスになるのであればまったくの逆効果なのです。

こんな実験があります。

カゴに入ったネズミがクルクルと回し車のなかで走っています。ネズミが自分で好きなように走っている場合には、一日でだいたい八キロメートルほど走ります。ところが、ネズミに自主的に走らせるのではなく、こちらが回し車を動かして、そのなかで強制的に走らせると、ネズミは一日二キロしか走れません。しかも、そのネズミはストレスから高血圧になってしまうそうです。

つまり「強制的に走らされる＝無理して走る」という状態は、大きなストレスを受けるということを示した実験です。肉体的な疲れは同じでも、ストレスを感じながらだと運動を続けるのが苦しくなってしまう。一方で、楽しみながら走るとネズミにとっても、人間にとっても、ストレス発散にもなるというのがおもしろいところです。

じつは楽しみながら運動をすると、**「βエンドルフィン」**というホルモンが出てきます。**このホルモンにはボス細胞をはじめとした免疫細胞を活性化する、強い働きがあることがわかっています。**

つまり、無理な運動は免疫機能を低下させ、楽しみながらする運動は免疫機能を高めてくれるのです。

プロのスポーツ選手や長年運動を続けてきたアスリートであれば、自分に負荷をかける部分さえも楽しむことができるようになっていますが、私たち一般の人間はプロのスポーツ選手ではありません。ですから、運動するときには「楽しむ」ということに重点をおいたほうがメリットは多いといえます。苦しんでやる運動はなかなか長続きせず、免疫力を下げてしまいます。

だから、ストレスを取り除くことができないような運動であれば、三日坊主になってしまったほうがよほどいいのです。

ジョギングをするなら夜より朝がいい

ジョギングを日課とする人が増えてきましたが、じつは私も毎朝のジョギングを欠かしません。

現在の仕事は身体を使う業務ではなく、デスクワークがメインです。

一日中働くと身体はそれほど疲れていませんが、頭は興奮状態で、精神的なストレスはかなり多くなっています。「運動しなさすぎて神経だけが高ぶった、かたよった状態」になっています。

そのために私の場合、たまったストレスを発散してデスクワークと逆のことをするという意味で、運動が必要になってくるのです。

もちろん、ストレス発散のためにする運動ですから、心地よくなくてはいけません。とにかく気持ちよく汗をかくように心がけています。

そこで**私は「夜」ではなく、「朝」起きたあと、太陽の光を全身に受けながら走る**

ことにしています。

これはなんとも気持ちがいいものです。**朝日を浴びるという行為には、自律神経の崩れたバランスをリセットしてバイオリズムを整える効果があります。**ストレス軽減になるだけではなく、副交感神経と交感神経のスイッチもスムーズに切り替わるようにしてくれるので、免疫力向上にもつながるのです。

ただし、朝起きてからすぐの運動に関しては賛否両論あるのは事実です。朝のジョギングは身体によくない、心筋梗塞《こうそく》などを起こすリスクもあると主張する先生もいます。たしかに起きてすぐだと脱水により血流も悪いし、自律神経のバランスが不安定で身体が運動する状態になっていないのも事実です。

そこで朝走る際、私はいくつか心がけていることがあります。

まずは、絶対に無理をしないことです。あくまで「軽い運動」にとどめますし、血圧などもチェックします。体調がよくないときや、なんだか疲れているなと感じたときには、走るのではなくウォーキングにしてしまうこともあります。

ウォーキングのときのポイントは、できるだけ足を前に出すように心がけること。歩くときに膝を伸ばして、つま先を膝よりも大きく前に出すように意識すると、自然に歩幅が大きくなります。こうすると、小股でちょこちょこ歩くよりも大きな筋肉を使うので、歩いているだけでもきちんと運動になりますし、気持ちよくなります。

そしてもうひとつは、脱水によって血液がドロドロになっているので、気をつけてこまめに水分補給をすることです。

私はお酒を飲んだ翌日でも軽く運動します。

前夜のアルコールが体内に残ることもあるので、それを抜きたいという感覚があるからです。よくウコンを飲むとか、二日酔い用の栄養ドリンクを流しこむという人がいますが、私は軽い運動で汗を流すことが、最もシンプルで、最も早く体調が戻る「回復法」だと思います。

もちろん飲んだ翌日の運動は、それこそ脱水にもなりやすいですし、心臓や血管の負担にもなるので十分気をつけなくてはなりません。でも、そのうえで気持ちのいい汗をかきたいと身体が感じますし、実際に身体の調子もそれでよくなります。

ちなみに普段の運動における水分補給は水で十分なのですが、飲んだ翌日には「アイソトニック飲料」などを多めに摂るように心がけます。最近では一般的なスポーツドリンクよりも糖分や塩分が控えめで、身体に吸収されやすい「**経口補水液**」というものがいろいろ出ているので、脱水予防に飲むのにはおすすめです。

水分を摂ってから、汗として出す——。

その際のインとアウトのバランスは、多少インが多いぐらいに調整しておいたほうがいいと思います。

朝のジョギングは、私にとって一日のリズムを調整するために欠かせないものです。朝の太陽と気持ちのいい空気を身体に取りこみながら汗をかくのは、一日のスタートにふさわしい私なりのリセットの仕方なのです。

燃焼が「はじまった」タイミングで運動はやめなさい

先ほどから再三にわたって「無理せず、軽い運動を……」ということを強調してきました。ただし、負荷をかけすぎないことも大切ですが、そもそも運動のやり方をまちがえていてはうまくいきません。

免疫力を向上させるための運動、ダイエット目的の運動、さらにはアスリートが身体を鍛えるための運動はまったく異なります。体脂肪を燃やすための有酸素運動であればダイエットに有効ですし、負荷をかけた筋トレであればアスリートが運動能力を維持するためには欠かせません。

けれども、健康体をつくることを考えるのであれば、有酸素運動や筋トレも、必ずしもよいとはいえません。

運動をすれば必ず体内に疲労因子が出てきます。これが過度な運動で負荷が強ければ強いほど、出てくる疲労因子の量が増えてしまいます。

一方、負荷の少ない運動であれば、その発生量は少なくて済みます。しかも疲労回復因子が鍛えられることで、どんどん分泌されるようになります。こうして**「疲労回復因子優位」にすることで、傷ついたボス細胞の修復がそのぶん早く進むのです。**

軽い運動は疲労回復因子を活性化するという面でも、体力をつけるという面でも、どちらにも大変有効なのです。

「軽い運動というのが、どれくらいの運動を指しているのかよくわからない」

そんな疑問を抱く方もいるかもしれません。私は**「ジワッと汗が出る程度」**で運動をやめるのがポイントだと考えています。

代謝の面からも、ある程度体力をつけるという観点からも、運動で燃焼するということは大事だと思います。「ジワッと汗が出る」というのは、まさに身体のなかで燃焼がはじまったタイミングです。気温にもよりますが、私の場合はだいたい三〇分くらいの運動です。ちょうどその燃焼のスイッチが入ったなと感じたタイミングで運動を終えるようにしています。

脂肪を燃やすダイエット目的の有酸素運動の場合なら、燃焼がはじまったタイミングというのは、ようやくスタート地点に立ったということであり、三〇分を超えてどれだけ運動を続けられるかが大事になってきます。

しかし疲労回復や体力強化が目的なら、そこでやめても十分効果があります。**むしろ、燃焼がはじまるタイミングというのは、疲労因子と疲労回復因子のバランスがベストの状態になっているのです。**また、一度燃焼がはじまれば、運動をやめてもそこからしばらくは脂肪の燃焼が続きます。ですからダイエットの側面からも、まったく運動しないよりはずっとプラスになるといえます。

このように時間的にも体力的にも負担にならない程度の運動なら、三日坊主になりがちな人でも続けられる可能性はぐっと上がりますし、最大の効果も得られます。「燃焼がはじまったタイミング」でこそやめていいと思えれば、「運動」というハードルもかなり超えやすくなるのではないでしょうか。

寝る直前に「初恋」のことを考えるといいのはなぜ？

私のようにデスクワークで疲れた人は、軽い運動で身体を動かしたり寝る前に頭をクールダウンさせたりすべきです。でも、日中に身体を動かして疲れた人が運動してしまうと、疲れがいっそう増してしまいます。そういう人にとっての「逆のこと」はとにかく身体の疲れをとってゆっくり休むことであり、それがストレスを取り除くことになるのです。

そのためには、とにかくいい睡眠を得て、疲労回復因子を活性化するのがいちばんです。

――じつは、睡眠のとり方にも少しコツがあります。

いい睡眠をとるために、私自身がよく実践しているのは、寝る前に「人生でいちばん楽しかったこと」「今まででいちばんうれしかったこと」を思い出すことです。この方法はうつ病の治療などに採り入れられているのですが、実際にやってみると身体と脳の緊張がほぐれ、すんなりと眠ることができます。

一方、なかなか寝つけないという方は、寝る前にネガティブなことを無意識のうちに考えている可能性があります。

布団に入ってから心配なこと、プレッシャーを感じていることなどに思いをはせてしまうと、そのことで頭がいっぱいになって目がさえてしまいます。試験や大事なプレゼンのことをあれこれ考えていたら、ろくに眠れないまま朝になってしまった――などという話をよく耳にしますが、まさに目がさえて眠れなかったケースといえます。

そうではなく、寝る前はプラス思考になって、とにかく楽しかったことを考えるのがいちばんです。

誰しも、強烈に楽しかった思い出や心からワクワクして興奮した出来事というのは少なからずあると思います。そういうポジティブな経験を頭のなかで再現するのです。

ちなみに細かく思い出す必要はありません。**思い出のストーリーそのものが大事なのではなく、そのときに得た感情を思い出すことが脳の刺激になり、脳内ホルモンにもいい影響を与えるからです。**

たとえば、生まれて初めてデートしたときのこと、スポーツをやっている人ならばライバルとの試合に勝ったときのこと、女性だったら初めての出産で生まれたばかりのわが子に対面したときのこと……などなど。まさに「歓喜」という言葉がふさわしい、そんな感情を思い出すといいでしょう。

私の場合は、大好きなミュージシャンのライブに出かけて盛り上がったときのことを思い出します。

初恋のことを思い出すだけなら、お金もかかりませんし、しかも医学的にもストレスの軽減に役立つことがわかっているので、やってみて損はないはずです。

逆に、絶対にしないほうがいいのは、最近よくいわれる「寝る前のスマホ」です。

本来なら夜は睡眠に向かって気持ちを鎮め、副交感神経優位にしなくてはいけません。

それを夜遅くなってもスマホやパソコンのブルーライトを浴びていると、交感神経を過剰に刺激し、自律神経のバランスを崩す原因になります。当然、ボス細胞の活性にもよくありません。

ぬるめのお風呂でゆったりして副交感神経優位になったあとには、もうスマホもパソコンも見ないこと。交感神経優位になりがちな現代人が快眠を得るためには、そういう習慣を身につけたほうがいいでしょう。

睡眠は働くモチベーションの維持にも、免疫力の回復のためにも大切な役割を果たしています。いい睡眠を得るためには、布団に入る前にスマホの電源は切り、ポジティブシンキングに切り替えて、初恋のことでも考えてみる――そうすれば、翌朝は気持ちよく起きられるはずです。

生活習慣に悩んだら「細胞の声」を聞けばいい

風邪を引いたり病気になったりする前に、口内炎、便秘や肌荒れといった形で身体はネガティブサインを出してくれます。違う形だったとしても、あなたの健康がおびやかされそうになったとき、身体は必ずなんらかの警告を発しているはずです。
便秘が続いているのなら、それは細胞たちがあなたに食生活のかたよりや規則正しい排便習慣が失われていることを教えてくれているサインです。

「このままでは大腸がんになってしまう」
「悪玉菌優位の腸内環境のせいで免疫力が下がってしまう」

こんなふうに、細胞たちは一生懸命あなたに伝えようとしているのです。
不眠や食欲不振、肩こりなどのネガティブサインが出たのなら、まちがった生活習慣が、あなたの身体を苦しめていることを細胞たちが知らせてくれているということです。その声に気づくことができれば、あとは「逆のこと」をやってバランスを保ち、ストレスを取り除いてあげればいいだけです。そうすれば、免疫機能は回復できるはずです。

でも、細胞の声に耳をふさいでネガティブサインをそのまま放置していたら、必ずあなたの免疫機能は低下してしまいます。免疫力が低下すると風邪を引きやすくなるだけではありません。普段ではありえない病気にかかることもあるわけですから、とにかく注意が必要です。

私たちの身体には、腸内だけではなく皮膚や口腔《こうくう》内など、さまざまなところにたくさんの常在菌が存在していることは前述しました。そのなかには私たちの健康に欠かせない善玉菌もいれば、私たちの身体に害をなす悪玉菌もいます。また、普段は善でも悪でもなく、どちらにも属さない菌もいます。**じつは常在菌のほとんどは、こういったどちらのグループにも当てはまらない菌なのです。**

腸内細菌を例にあげると、その割合は善玉菌三〇パーセント、悪玉菌一〇パーセント、そのほかの菌が六〇パーセントくらいです。私たちが健康なときには、だいたいこのような割合でバランスが保たれています。

しかし、免疫機能が低下したり、腸内環境が悪化して悪玉菌優位になったりすると、今までおとなしくして中立を守ってきた六〇パーセントの菌たちが豹変《ひょうへん》します。急に悪玉菌に同調しはじめ、有害な物質を出すなどの悪い働きをするようになるのです。

そのため、これらの菌は物事のなりゆきをみて、有利なほうにつく性質があることから「日和見菌《ひよりみ》」と呼ばれています。日和見菌が原因で引き起こされる代表的な感染症としては、かつて院内感染が問題になったＭＲＳＡ感染症や免疫力が低下した高齢者がかかる肺炎などがあげられます。

ネガティブサインのひとつとして紹介した口唇ヘルペスも日和見感染症のひとつです。

私たちが普段こうした日和見感染症を発症しないでいられるのは、日々、免疫細胞たちが私たちの身体を守り、維持してくれているからです。その免疫細胞が元気を失って機能が低下し、健康が脅かされてくると、細胞たちが注意を呼びかけてくれます。つまり、私たちの健康はボス細胞をはじめ、身体中にある六〇兆個の細胞に支えられて成り立っているということです。

そんな細胞たちに感謝しつつ、健康をはかる基準にもなる「細胞の声」にもっと耳をかたむけてほしいと思います。あなたが自身の生活習慣に疑問を感じたときにも、細胞たちがきっとその答えを教えてくれるはずです。

たった一本の髪の毛で未来の病気が見えてくる

みなさんのお手元に英和辞典があったら「Blue Rose」という言葉を一度、引いてみてください。直訳すれば「青いバラ」ですが、ちょっと詳しい辞書になると「不可能」「ありえないもの」という意味が書かれているはずです。

これは長い歴史のなかで多くの人が品種改良に挑んだものの、どうしても青いバラだけは作れなかったことから転じて、「青いバラ」という言葉にそんな意味を持たせるようになったそうです。

ところが最近、日本の企業が遺伝子組み換え技術により、青いバラを作ることに成功しました。青い色素を作れないバラに、ほかの花から採取した青色遺伝子を入れることで青いバラが誕生した——まさに不可能を可能にしてしまったのです。

このように遺伝子や細胞といった研究が進んだことで、最近ではこれまで「不可能」とされてきたことが、どんどん「可能」に変わりはじめています。

遺伝子の解析技術の進化は、将来その人がどんな病気になるリスクがあるのか、まだかかっていない病気さえも診断することを可能にしました。最近では、さまざまな企業や研究所で、一般の人向けに簡易遺伝子解析サービスを実施するようになり、次第に一般的な検査になりつつあります。

なかには一回一万円というお手頃なものもありますが、そういった検査は数個の遺伝子の変異、あるいは遺伝子以外の箇所しか調べないのでどうしても精度は低くなってしまいます。ある程度、高い精度で信頼できる結果を手にしたいのならば、病気に関係している複数の遺伝子の変異を組み合わせて調べなくてはいけません。そうなると今の段階では数十万円はかかるでしょう。

とはいえ、その検査方法は非常に簡単で、いわゆる生検のような痛みをともなうようなものではありません。診断を受けるには、口腔粘膜や唾液《だえき》などを提供するだけでかまいません。そうすれば、それらを元に検査した遺伝情報を使って、通常の健康診断ではわからなかった遺伝的な体質がわかるのです。**簡易検査ではあまり一般的ではないものの、毛根さえついていれば髪の毛一本からの診断も可能です。**

こうした遺伝子解析により、いまや病気になる前の「先制医療」が可能な時代にな

りました。先制医療という言葉を初めて耳にする人もいると思います。最もみなさんの記憶に新しいのは、アメリカの女優アンジェリーナ・ジョリーさんが「将来の乳がん予防のための乳房切除」を受けて、世界的なニュースになったことではないでしょうか。

彼女は母親が一〇年にもおよぶ卵巣がんとの闘病の末、五六歳という若さで亡くなったことを鑑みて遺伝子診断を受けたといいます。そして、ある遺伝子の変異が見つかったことから、乳がんになる可能性が高いと判断して、予防のために両乳房の切除手術を受けたのです。

これまでの医学の常識では、まだかかってもいない病気のための手術、予防のための手術など考えられないことでした。

しかし、遺伝子や細胞研究の発展により、病気を発症して苦しんだり、身体にダメージを受けたりする前に疾病を予測して、適切で、しかもダメージを最小限にとどめた対処ができるようになりました。それが「先制医療」です。この分野は、この先ますます進化を遂げ、発展していくことは間違いありません。

じつは、本書で私がこれまで述べてきた免疫を活性化させるためのノウハウも、あ

る意味、先制医療的な見地から健康法を見すえたものです。病気になる前に食事などの生活習慣を改善して免疫力を高めていく、いわば「先制免疫医療」であり「先制免疫健康法」なのです。

一部の生活習慣病は別にしても、免疫力を最大化させるということは、外敵からもがん化する自分の細胞からも私たちの身体を守ってくれるということです。**つまり、免疫というのは、私たちにとって最も信頼できる存在なのです。**

おそらく将来的には先制免疫医療も、一人ひとりで異なり、より個別化していくことでしょう。同じ病名だからといってすべての人が同じ薬で治るわけではないのは、想像できるかと思いますが、現在の医療はまだまだ最大公約数的な医療といえます。

一〇人いれば一〇通りの遺伝体質があるなかで、かたよった振り子をそれぞれ「逆のこと」をしてバランスを戻し、ボス細胞の活性化をする――それが免疫力低下を防ぐと同時に免疫力を高めることになり、あなたの健康体の実現につながるのです。

精度の高い遺伝子解析で自分の遺伝的体質をより正確に把握し、その病気にならないようにより積極的に予防していくこともできるようになります。

また近い将来、iPS細胞の技術を応用してボス細胞を培養することが、臨床に応用できる時代が来るかもしれません。健康なボス細胞を若いうちに取り出して培養し、免疫力に問題が出たときに体内へ戻してやる——そんな治療もいまや夢ではないのです。

まさに今、医療は新たな幕開けを迎えたのです。

自分の身体を守れない人は、大切な人も守れない

二〇一四年、私はフィリピンで開催された世界経済フォーラム、通称「ダボス会議」の東アジアディビジョン会議に参加してきました。東アジアで注目されている企業、今後期待が持たれる企業、これからの成長分野に身をおく企業の経営者が集まるサミットなのですが、**ボス細胞を使った「免疫細胞療法」が注目を集めたことで、医療ベンチャー企業としてはめずらしく私も参加することになったのです。**

その際に、私はあるＡＳＥＡＮ（東南アジア諸国連合）の経済産業大臣からオファーを受け、ワンオンワンミーティングの機会をいただきました。そこでは国の戦略と

して、日本の先端医療技術を積極的に導入していきたいという意向があり、さまざまな企業や大学、あるいはがんセンターなどを紹介したいという話もいただきました。細胞を健康にするその先に、医療にまでつながる技術があるという部分に大臣は興味を抱かれたようです。それは免疫細胞療法に対する世界の注目度を実感した瞬間でした。**やはりこれからの時代、健康を考えるうえでも医療を考えるうえでも「免疫細胞」「樹状細胞（ボス細胞）」という視点は外せないと思います。**

私たちが生まれながらに持ち、成長とともに鍛えつづけてきた免疫細胞たち——。

彼らは私たちが笑っているときも、泣いているときも、寝ているときでさえ、常に私たちのために外敵と闘いつづけてきました。それこそ私たちが生まれてからこれまでの長い年月、ずっと絶え間なく、です。

私たちはボス細胞ひきいる免疫細胞たちに、もっと感謝すべきではないか、そのようにさえ思います。そして、せめて彼らが少しでも快適に、かつ実力を最大限発揮できるような環境づくりを心がけてあげるべきではないでしょうか。

しかも、それは免疫細胞だけではなく、ひいては自分自身を守ることになるのです。

身体を物理的に守ってくれているのは免疫細胞たち――。

でも、彼らを守ることができるのは、あなたの「正しい知識」なのです。

これまで私たちは、なんとなく経験的にこうすれば元気になる、こうすれば健康にいいといった、かたよった知識しか持ちえませんでした。ようやく科学的に免疫力向上の仕組みがわかってきた今の時代だからこそ、私たちは本書で紹介したような免疫細胞を守り、強くするためのノウハウ――弱った身体を元通りにし、細胞レベルで身体を強化することで、より健康にしていくノウハウ――を知ることができたのです。

これからはこれらの方法で、免疫細胞たちをもっといたわり、もっと大切にすることができるはずです。そうすれば私たちも、真の健康体を得ることができるようになるのです。

私は自分の免疫細胞を守ることができない人は、まわりの人を守ることもできないと思います。いくら護身術を習って強くなっても、大切な人を病から守ることはできません。**病という敵から身を守れるのは、免疫力とそれを維持するための正しい知識なのです。**

たとえば、家族の健康を管理するお母さんが、もしも免疫細胞を活性化するための正しい知識を持っていないとすれば、家族の健康を守ることはできないでしょう。風邪を予防するにはとにかく清潔がいちばんだと思いこみ、過剰に抗菌・殺菌を続けて、逆に家族みんなの免疫力をまちがった方向に導いてしまうかもしれません。実際にそういう家庭が増えています。

あなたが自分の免疫細胞を元気にする方法を知っていたならば、無理な働き方を続ける職場の仲間たちに「逆のこと」でボス細胞のストレスを減らし、免疫システムを高めることで健康体をめざすようにアドバイスすることもできるはずです。

自分の免疫力をアップさせる環境を整えることは、まわりの人にもいい影響を及ぼすことになります。私は免疫力を高める方法を万人が知ることができれば、必ずやそれぞれの人生だけでなく、社会そのものも変えられると思うのです。

病に苦しむ人、アレルギーに悩む人、疲れをためこんで必死に耐えている人……。

私は、そんな人をひとりでも減らして、みんながすこやかに楽しく暮らせる社会を実現したいと思っています。そのためにも、みなさんとともに世界中の人の「ボス細胞」たちを元気にしていく覚悟です。

健康になれば人生は一二〇パーセント楽しくなる

ボス細胞を活性化させて免疫機能を高める――それが健康促進にも老化防止にもつながる、細胞レベルで元気になる方法です。

私たちが何も手を打たず、ボス細胞がその機能を発揮できないような環境のまま過ごしていけば、年を重ねるごとに免疫機能は落ちていく一方です。免疫細胞の機能は衰え、ボス細胞の「警報」と「攻略法」の機能も悪化し、その結果、自然免疫も獲得免疫も働かなくなっていきます。

こうして免疫力が低下してしまえば、すぐに体調は悪化し、病気を招くことで確実に健康は損なわれてしまいます。だからこそ、いつまでもボス細胞が元気でいられるような生活を日々過ごすことが、健康な人生を送るためには重要なのです。**私はそういった生活パターンを貫き通していけば、健康を維持していけるだけでなく、人生に対して前向きになることができると考えています。逆を言えば、前向きになるには健康体になる必要がある、ということでもあります。**前向きな人生と健康というふたつの要素がライフスタイルにほどよい循環をもたらすのです。

肉体も精神もバランスがとれている状態が免疫力を高めてくれることは、科学的にも証明されています。

おいしいものをバランスよく食べる。

リラックスした状態で楽しみながら運動する。

心地いい睡眠をとってバイオリズムを整えておく。

つまり、本当の健康とは心地よさを追求し、バランスのとれた環境があって初めて得られるものです。免疫学的に心地よさを追求すると、精神だけではなくて身体もバランスをとることになります。そうすれば交感神経優位になりがちな人も副交感神経優位になりますし、その逆もまた然りです。それこそが私たち自身もボス細胞も、ともに心地よい状態です。**つまり、私たち自身が一二〇パーセント楽しくなるということこそが、健康への近道だということです。**

じつは、この「一二〇パーセント」というのは私の三つある信条のひとつで、ほかのふたつは「あきらめない」「ポジティブ」です。

だから職場でも一二〇パーセントの稼働率をめざして、常に二割増しで働けるようにしていて、滅多なことではあきらめないようにしています。

そして、口癖のように若手社員にはこう問いかけています。

「何か新しいことある?」

「どう? 最近いいことあった?」

この口癖は、彼らから新たな刺激を受ければ、今よりも二〇パーセント分多く楽しめるのではないかというポジティブな気持ちから発する言葉です。つまり、「あきらめない」「ポジティブ」という信条も「一二〇パーセント」ありき、ということなのでしょう。

一二〇パーセントの身体をつくれば、一二〇パーセントの気持ちになれるし、その一二〇パーセントの気持ちでさまざまな物事にぶつかっていけば、楽しみながら一二〇パーセントのパフォーマンスが発揮できます。**そうやって一二〇パーセントのパフォーマンスを実行すれば物事もみんなうまくいくので、一二〇パーセント幸福な人生を送ることができる——私はそう考えているのです。**

その一二〇パーセントを実現するためのキーワードが「免疫」であり、「ボス細胞」なのです。

自分を大事にするということは、自分の免疫を大事にするということでもあります。二四時間三六五日、自分の身体を守ってくれている免疫細胞を、今度はぜひあなたの知識や生活習慣で活性化させてあげてください。

植物や動物たちのように、免疫細胞もあなたがその声を聴き、手をかけてあげることによって必ず応えてくれます。

そうすれば細胞レベルで芯から健康になったあなたの身体が、仕事でもプライベートでも、一二〇パーセントの結果をもたらしてくれるようになるのです。

おわりに

「すべては患者さんのために」

この気持ちは、外科医のときも今も変わらない私の仕事をするうえでの出発点であり到達点です。


かつて外科医として働いていた頃、私は日々の仕事に、大きな充実感を持ちながらも、自分のすべきことはほかにあるのではないかと悩んでいました。患者さんに感謝されることも多い毎日でしたが、その一方でどうしても救えない命もある。その現実に外科医としての限界を感じ、自分にしかできない仕事を見つけ、もっと多くの命を救えるようになりたい……そんな思いに駆られるようになったのです。

その思いを実現させるためにはどうすればいいのかもわからないまま、私は外科医を辞め、まるで自分をリセットするかのように自問自答の旅に出ました。一冊の本を抱え、バックパッカーとしてイギリスやフランス、スペイン、ハンガリー、チェコなど、ヨーロッパを半年間ほどまわったのです。

そのときの一冊の本が、『ゲノム』という本でした。

この本を選んだのは漠然と、「バイオテクノロジー（生物工学）の分野で何か新しいことをしたい」と考えていたからです。とはいえ、バイオでいったい何ができるのか、具体的な考えがあったわけではありませんでした。

そんな放浪の旅を終えて日本に帰ってきた私は、ふらりと立ち寄った八王子の書店で、ある雑誌の記事に目をとめました。「バイオベンチャー　ゲノム最前線」という特集記事でした。

そこには、再生医療や遺伝子診断、個別化医療といったバイオテクノロジーが切り拓く医療の可能性、そしてアメリカではすでにそれらの研究が進んでいて、多くのベンチャーが活躍していることや、日本でもバイオベンチャーが産声を上げはじめたことなどが書かれていました。

「これだ！」

その記事を読んで直感した私は、購入したその雑誌を片手に、八王子の電話ボックスに飛びこみました。そして、その雑誌に掲載されていた日本のバイオベンチャーのリストの先頭にあった、できたばかりの企業の連絡先を調べ、その場で連絡を取り、「給料はいらないので、とにかく働かせてほしい」と頼みこんだのです。

それが、私がバイオの世界に入る出発点となりました。

あれから十数年、遺伝子や細胞、免疫についての研究は飛躍的に進み、まさにバイオテクノロジー分野は日進月歩で成長を続けています。最近では、医療とは関係ないソーシャルゲームやインターネットサービス企業といった異業種の企業が、遺伝子検査サービスを手掛けるようにもなりました。

私が起ち上げたテラ株式会社は、樹状細胞（本文中ではわかりやすく覚えていただきたいと考え、ボス細胞と表現しました）を用いたがんワクチンの開発を行っています。

会社を起ち上げた頃は免疫治療について、ドクターたちの間で懐疑的な見方が多くありましたが、創業してから一〇年、世界中で免疫の研究が飛躍的に進み、科学的なデータも蓄積されてきました。

テラ株式会社のがんワクチン（樹状細胞ワクチン「バクセル」）についても、抗がん剤と併用することで、生存期間が延長するという結果が数多く出てきています。

免疫治療は、次世代のがん治療として世界でも注目される治療法となったのです。本書で述べてきた細胞レベルで健康になる方法も、免疫細胞についての研究が進んできたからこそわかってきたものです。

私が本書でみなさんに一番お伝えしたかったのは、加齢に伴い健康診断や人間ドックは必須となりますが、「真の健康はほんの少しの日々の心がけで、手に入れることができる」「手に入れた健康は、またほんの少しの心がけでしっかりと自分のものになる」ということです。

本書でくり返し述べてきたように、人の健康の要《かなめ》である免疫力は、身体の根本である「細胞レベル」で体質を改善すれば必ず高めることができます。人の身体は、六〇兆個の細胞でできていて、その細胞の一つひとつがすべてあなた自身のものであり、それは日々進化しつづけている頼もしい細胞たちです。

人間の身体は何十年も生きていくうちに、その生き方によってさまざまな場所に〝ほころび〟が生じます。過食や運動不足、ストレスなどの環境因子によって、糖尿病になったり、がんになったりします。そのほころびは持って生まれた体質や生活習慣によってそれぞれ異なった形で出てくるのです。

先日、来年開催する日本医学会総会に向けたプレディスカッションが行われ、そこで医師を志す学生の方々と話す機会があり、そのときに「三〇年後の医療はどうなっているか」という話題で大いに盛り上がりました。

「遺伝子診断によって病気のリスクがより明らかになり、そのリスクに対してより早期に対策を打てるようになるだろう」

「臓器再生技術が一般的になってくるに違いない」

「ＩＴ化で医療ナビゲーションが進化し、医師の役割も変わり、ロボットによる介護も実現しているだろう」

こういったさまざまな意見が出るなかで、特に私の印象に残ったのは、「三〇年後には、多くの病気のメカニズムがもっとわかるようになって、がんに苦しむ人は確実に減っているはずだ」という意見でした。

私も同じ考えであり、この先、ボス細胞を含むさまざまな細胞や免疫の機序についてどんどん解明が進み、どうすればがん完治できるのか、そしてどうすればがんにならないのかということが、今以上にわかってくると思います。

学生の方々と議論したその見通しが正しければ、三〇年後には、がんをはじめとする免疫に関係する疾患は、自己の免疫をコントロールすることで治すことができるようになっているかもしれません。そして病気のリスクを見越して、先手を打って医療を施す「先制医療」の時代になっているのではないでしょうか。

私が出合った免疫細胞の司令塔「ボス細胞（樹状細胞）」には、大きな可能性が秘められています。その可能性のすべては患者さんから教えていただきました。現在、私は臨床には携わっていませんが、できるだけ機会をつくり、患者さんの声を聴くようにしています。

一度は臨床から離れましたが、私はやはり一人の医師として患者さんに向き合うことを生涯忘れてはならないと思っています。

本書で紹介した「ボス細胞を元気にして免疫力を高める」という健康法は、サプリメントやプロテインなどに頼ったり、無理して身体を鍛えたりするのではなく、食事や運動、睡眠といった身近な生活習慣を改めることで、私たち人間が本来持っている「生きる力」そのものを高めるというところがポイントです。

きつい運動や極端な食事制限などを求めているわけではないので、体力に自信のない人でも、これまでいろいろな健康法を試して失敗してきた人でも、きっとうまくいくと思います。

健康になるために必要な力は、もともとあなたの身体にあるのです。

「その力＝免疫力」をどうかあなた自身で鍛えていただきたくて、この本を書きました。一人でも多くの方が、ご自身のボス細胞の力を信じて、鍛えて、真の健康を手に入れ、人生を一二〇パーセント楽しめるようになることを心から願っています。

最後に、私自身を世に送り出し育ててくれた両親に、そして日々私の免疫力を気遣う妻に改めて感謝するとともに、この執筆の機会をいただき、終始、ご支援くださったこはく社の綿谷翔様ほか皆様に、心から敬意を表します。

矢﨑　雄一郎

二〇一四年九月

この方法で新型コロナウイルスを克服した人々には、理論的には一度かかれば二度目はかからない**「二度なし現象」**が誘導され、新型コロナウイルスには二度と感染しない免疫を獲得できるのです。

すでに新型コロナウイルスの分析は進んでおり、将来的には、

・新型コロナウイルス抗体
・コロナウイルス抗原

といった武器を手にすることができるでしょう。

また、ボス細胞を用いた開発も加速しています。

新型コロナウイルスの抗原をターゲットとした、ボス細胞を用いたワクチンを活用すれば、ウイルスを完全に排除することも可能と考えられているのです。今後は、ボス細胞を用いたワクチンによる予防法・治療法の開発も進んでいくことでしょう。

長年、ボス細胞を用いた「がん治療」の開発をしてきた私ですが、そこで得た知識とノウハウがいま、未知のウイルスに対する予防法・治療法の開発という形でもお役に立てていることを実感しています。

がんという病気に限らず、毎日を幸せに過ごしたいと願う多くの人たちに貢献できていることは、免疫療法を開発する一人の医師として、そして何より大切な家族を支え、守りたいと願う一人の父として、これほどうれしいことはありません。

どうか、感染症や病気に負けないでください！

本書を通して、日々の免疫力の大切さを改めて理解し、実践する一助になれば幸いです。

矢﨑　雄一郎

二〇二〇年三月

①自然免疫
②獲得免疫

本書でも紹介したように、新型コロナウイルスのような「姿の見えない異物」を排除する免疫が、ＮＫ細胞を中心とした自然免疫です。

私たちの身体がウイルスと闘う際の「第一段階の免疫力」と言ってもいいでしょう。

純粋なＮＫ細胞を自分の血液から取り出して、活性化して血液に戻したり、ボス細胞を活性化させて自然免疫を増強したりすることにより、完全ではないにしろ、ある程度はウイルスを退治できるようになります。

さらに②の獲得免疫も強化させれば、相乗効果でウイルス対策は万全といえるでしょう。具体的にはやや専門的な話になりますが、新型コロナウイルスに対する抗体あるいは、新型コロナウイルスに特徴的な抗原を見つけることがポイントになります。

これらの「武器」を見つけることが出来れば、より強力で完璧な免疫＝「獲得免疫」の活性化が可能になります。

新型コロナウイルスによる感染症はＷＨＯにおいて、史上初めて「パンデミック」であると評価されました。世界的大流行をもたらし、多数の犠牲者を出しています。人類が遭遇する初めてのウイルスであるがゆえに、いまだにワクチンや抗体などの治療方法がありません。

――では私たちはこのままウイルスに怯えて暮らすしかないのでしょうか。

そんな生活は考えただけでも気が滅入りそうです。さらには、日本経済への影響がより深刻なものになれば、生活の変化を余儀なくされるケースもどんどん出てくることでしょう。仕事がなくなる人も出てくるかもしれません。

だからこそ私たちは、効果的に免疫力を高める「ボス細胞の活性化」に、今こそ注目する必要があるのです。

免疫力には次の二種類があります。

新装版にあたって

昨今の新型コロナウイルスの情勢はとても心配です。

これまでのウイルスと比較して、新型コロナウイルスは感染後の増殖力が強く、特に肺炎を誘発し高齢者を死に至らしめるので、日頃からの免疫力の活性化は、新型コロナウイルスはもちろんのこと、今後、また現れるかもしれない「未知のウイルス」に対する予防、治療法として、よりいっそう注目されることでしょう。

なぜなら、免疫力とはあなたにとって、どんな薬よりも効果的で副作用のない「治療法」だからです。ウイルスを退治するのに、免疫力は絶対に欠かせません。もし免疫力が弱ければ、どれだけマスクや手洗い・うがいをしても、ウイルスを「退治」することはできないのです。

こういう状況だからこそ、免疫力を習慣的に高めることであなた自身はもちろん、あなたの大切な家族を守ることにもつながります。

本書は二〇一四年九月に刊行された『免疫力をあなどるな！』の内容を
一部加筆修正し、新装版としてまとめました。

矢﨑雄一郎（やざき・ゆういちろう）

医師。

1972年、長野県生まれ。1996年に東海大学附属病院に外科医として勤めるも、「救えない命もある。そんな医療の限界をバイオテクノロジーで変えたい」と職を辞める。2003年、東京大学医科学研究所細胞プロセッシング寄付研究部門に研究員として勤務した後、2004年にテラ株式会社を設立。医師としての経験を生かし、免疫治療を行う全国の医師や研究者とともに研究会を発足させて、がん治療の発展に取り組んでいる。

特に樹状細胞ワクチン「バクセル」をはじめとしたがん免疫細胞治療の研究開発で注目を浴び、同分野のトップランナーとして、国内医療機関設備導入実績No.1、国内治療実績No.1、世界のがん抗原ランキングNo.1など輝かしい成果のもと、医師によるバイオベンチャーとしては、きわめて異例の早さでのＪＡＳＤＡＱ上場を果たす。

「未来の医療」といわれる個別化医療、先制医療の実現をめざして奮闘する一方、「医療を創る」を合言葉にメディアにも多数出演し、活躍している。

新装版 免疫力をあなどるな!

2020年4月25日　初版印刷
2020年5月1日　初版発行

著　者　矢﨑雄一郎
発行人　植木宣隆
発行所　株式会社サンマーク出版
東京都新宿区高田馬場2-16-11
電話 03-5272-3166(代表)
印刷・製本　中央精版印刷株式会社

定価はカバー、帯に印刷してあります。
落丁・乱丁本はお取り替えいたします。

ISBN978-4-7631-3839-2　C0030
ホームページ　https://www.sunmark.co.jp